PRÉCIS

D'HYGIÈNE ÉLÉMENTAIRE.

Paris. — Typ. de Mme Ve Doudey-Dupré, rue Saint-Louis, 46.

PRÉCIS

D'HYGIÈNE

ÉLÉMENTAIRE

OU

EXPOSÉ DES PRÉCEPTES

NÉCESSAIRES A LA CONSERVATION DE LA SANTÉ.

COMPRENANT

1º L'Hygiène générale, 2º l'Hygiène de l'Enfance, 3º le Traitement préservatif des Maladies épidémiques et contagieuses,

A L'USAGE DES INSTITUTIONS, DES ÉCOLES NORMALES PRIMAIRES, DES SALLES D'ASILE, ETC.

PAR

LE Dr MONNERET,

PROFESSEUR AGRÉGÉ HONORAIRE DE LA FACULTÉ DE MÉDECINE DE PARIS,
MÉDECIN DE L'HÔPITAL BEAUJON, ETC.

La vie ne consiste pas dans l'existence, mais dans la santé.
(MARTIAL.)

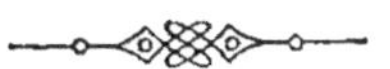

PARIS

Librairie Ecclésiastique, Classique et Elémentaire

DE CH. FOURAUT,

RUE SAINT-ANDRÉ-DES-ARTS, Nº 47.

1853

CONSIDÉRATIONS GÉNÉRALES.

Découvrir les moyens de prolonger la vie et les plaisirs trop fugitifs qu'elle procure, tel a été dans tous les temps le sujet favori des méditations de l'homme. L'histoire nous le montre poursuivant, avec une ardeur incroyable, une sorte d'immortalité qui est contraire à toutes les lois qui régissent les animaux et les végétaux. Il a porté son investigation dans toutes les sciences, avec l'espoir d'y trouver le secret de la vie et des arcanes propres à en reculer indéfiniment le dernier terme. Cependant quand on se demande quels ont été les résultats de ces pénibles travaux, on voit qu'ils n'ont servi qu'à enfanter des productions monstrueuses, telles que l'alchimie, l'astrologie, la cabale, créées, tantôt par des visionnaires, tantôt par des charlatans adroits, qui se vantaient de posséder la pierre philosophale, et l'art de prolonger l'existence. La Fable, qui représente Médée rendant les forces de la jeunesse au vieux père de Jason, leur a paru une allégorie transparente qui leur assurait la découverte d'une panacée capable d'opérer une semblable métamorphose.

Il existe dans les sciences médicales un art fondé sur l'observation des phénomènes naturels et sur l'étude de soi-même, qui a reçu le nom d'*hygiène* ou d'*hygiotechnie*. Sa puissance ne va pas sans doute jusqu'à faire vivre l'homme au delà du terme qui lui est assigné par la nature, mais elle peut du moins, en le préservant d'un grand nombre de maladies, donner à son corps la force et la santé. Tel doit être le but de ses désirs, car ce qui lui importe n'est pas tant de vivre longtemps que de vivre exempt des maux qui rendent l'existence pénible. La santé seule doit servir à mesurer la durée de notre vie, et non pas le nombre des jours durant lesquels nos yeux restent ouverts à la lumière. L'hygiène n'est pas, comme on le répète souvent, l'art de conserver la santé, car il n'existe pas de science humaine qui puisse afficher des prétentions aussi hautes. Une science qui pourrait nous mettre à coup sûr à l'abri des attaques du mal, ne serait autre chose

.qu'un art de prolonger la vie ; art qui n'a jamais .existé.

Si l'on veut prendre de l'hygiène une idée générale et philosophique, il faut la considérer comme *un art qui apprend à l'homme à observer et à bien connaître tous les effets que produisent en lui les agents naturels répartis dans la nature entière, et à leur conserver ou leur rendre leur action normale quand ils tendent à s'en écarter.* Cet art a pour résultat d'éloigner la maladie et de conserver la santé. Quelques exemples particuliers feront mieux ressortir les différentes parties de cette définition.

L'homme est environné de corps solides, liquides ou gazeux, et de fluides impondérables ; l'air atmosphérique, la lumière, le calorique, la vapeur d'eau, constituent les *agents* ou *modificateurs cosmiques* (de *cosmos*, monde). D'autres ont été créés par la main de l'homme, et sont les produits de la civilisation, comme les vêtements, les habitations, les cosmétiques, etc. ; ce sont les *modificateurs artificiels*, c'est-à-dire produits par l'art. Tous ces corps ou agents, en raison même de l'impression spéciale qu'ils déterminent sur les organes, peuvent être considérés comme les excitateurs de la vie. L'air s'introduit dans le poumon pour la respiration, la lumière dans l'œil pour la vision ; les aliments, les boissons ne sont

aussi que des agents destinés à nourrir et à ré-
parer les tissus : le calorique vivifie l'économie
entière. Il n'est aucun de ces corps qui ne prenne
une très-grande part dans la production du phénomène complexe qu'on appelle la vie. Si leur
mode d'action était toujours mesuré, et si
l'homme, surtout pour satisfaire ses passions, ne
venait pas à chaque instant troubler l'ordre naturel des choses, s'il cessait de faire plier les éléments sous sa volonté, l'étude de l'hygiène serait
moins nécessaire, car le juste équilibre qui existerait alors entre les influences extérieures et
les fonctions empêcherait la maladie de naître :
l'homme pourrait alors atteindre à un âge avancé.
Mais cette action régulière de la machine vivante
est dérangée sans cesse par les imprudences qu'il
commet, ou par l'ignorance où il est des préceptes qui doivent diriger sa santé. L'hygiène a
précisément pour but de lui apprendre, ainsi que
l'indique notre définition, à observer, à connaître
et à ne pas troubler les agents ou modificateurs
chargés d'entretenir la santé. Dans l'exemple
suivant, on va voir l'homme instruit en hygiène,
restituer à un agent naturel l'action qu'il doit
exercer normalement.

Un homme habite une maison basse, humide,
mal aérée, soustraite à l'influence des rayons solaires. Son visage ne tarde pas à pâlir, ses diges-

tions s'altèrent, ses forces languissent; ne pouvant soupçonner l'origine du mal qui l'accable, il ne peut s'y soustraire, et finit par succomber. Supposez au contraire qu'il soit initié à l'étude de l'hygiène, bientôt il aura découvert la cause des accidents qu'il éprouve. Il les fera cesser rapidement soit en abandonnant son habitation insalubre, soit en l'assainissant par les moyens que l'hygiène met en son pouvoir, soit enfin en neutralisant les effets nuisibles par une nourriture meilleure, par des toniques, des vêtements plus chauds, etc.

Un autre avantage que présente cette science, c'est d'habituer l'homme à l'observation des phénomènes qui se passent en lui et autour de lui. Son premier devoir est d'apprendre à se connaître. Où peut-il puiser des connaissances plus importantes que dans l'étude d'une science qui a pour but de l'instruire des rapports qui l'enchaînent à la nature entière? S'il parvient à les saisir, et s'il se conforme aux lois qui en découlent, il reçoit la santé pour récompense. La dépendance où le tiennent les agents naturels, que Rousseau appelle la dépendance des choses, est un pouvoir despotique sous le joug duquel tout doit plier; lorsque l'homme veut s'y soustraire, il ne tarde pas à en être puni; la maladie est le châtiment de sa désobéissance. Ainsi donc, savoir étudier l'action des agents, la maintenir lorsqu'elle est bonne, la diriger ou la supprimer lorsqu'elle est mauvaise, voilà en quoi consiste toute l'hygiène fondée sur l'observation.

Enfin une autre mission plus difficile et non moins importante est confiée à cette science; elle doit nous apprendre à diriger le développement des facultés morales et intellectuelles. L'enfant vient de naître, c'est alors qu'il faut auprès de lui un homme attentif, qui sache en même temps soustraire ses organes délicats aux influences fâcheuses dont il ressent si facilement les effets, et gouverner habilement les bons et les mauvais penchants qui se développent à cet âge. Rousseau est un de ceux qui ont le mieux traité ce point de vue philosophique de l'hygiène.

IDÉES GÉNÉRALES QU'IL FAUT PRENDRE DES RAPPORTS ÉTABLIS ENTRE L'HOMME ET LA NATURE ENTIÈRE.

L'homme a beau vanter sa toute-puissance et croire qu'il commande en maître absolu aux éléments, il suffit, pour montrer combien sont vaines ses prétentions orgueilleuses, de considérer le sort qui l'attend, lorsqu'il vient à être privé d'un seul des corps qui l'environnent. Que l'air, par exemple, cesse d'être fourni à ses poumons, la **mort survient aussitôt et lui prouve combien son** existence est subordonnée aux agents naturels. Il est donc nécessaire de se former une juste idée de la dépendance où nous tient la nature.

Quand on considère sous ce point de vue les objets qui nous entourent, on voit que les uns sont situés en dehors du corps sur lequel ils agissent. La peau et les sens, qui en sont des parties perfectionnées, en reçoivent l'action première. Ces agents sont l'air atmosphérique, la lumière, la chaleur, l'électricité, la vapeur d'eau, les bains, les vêtements, les cosmétiques (substances que l'on applique sur la peau et destinés à la toilette et à la propreté). Ils sont ou naturels ou les produits de l'art, et ont reçu le nom d'*agents ou modificateurs*, qui veut dire choses qui agissent sur le corps et le modifient. Leur ensemble et leur réunion constitue ce qu'on appelle le *monde extérieur*, le *milieu ambiant*. Presque tous ces agent naturels n'agissent pas seulement sur la surface de la peau, mais pénètrent dans la profondeur des organes et vont influencer le solide et les liquides. L'air, par exemple, s'introduit dans le poumon et dans tous les liquides ; le calorique, l'électricité, la vapeur d'eau arrivent aussi dans tous les tissus. Toutefois l'action première de ces agents est ressentie d'abord par la surface cutanée ; c'est également par elle que sont perçues les qualités des corps. Les pinceaux nerveux qui s'étalent sous la peau et les membranes qui doublent les cavités des organes des sens effectuent les sensations d'odeur, de saveur, de couleur, de son, de tact. Aucune de ces sensations n'existerait si les corps extérieurs ne faisaient impression sur la peau.

D'autres agents, situés encore à l'extérieur du corps, sont destinés à être introduits dans l'estomac et l'intestin ou cavité digestive, qui n'est qu'une continuation de la peau, mais organisé de manière à pouvoir absorber. Les agents destinés à l'estomac et à l'intestin sont les *substances alimentaires*, les *assaisonnements*, les *boissons*.

Envisagés sous le rapport de leur mode d'action, les agents naturels peuvent être rangés dans les deux classes suivantes : 1.° Agents qui portent leur action sur tout le corps ou *modificateurs généraux :* air, calorique, eau, lumière, électricité, pesanteur, climat, habitations ; 2.° agents ou *modificateurs locaux* destinés : A. à la peau, vêtements, cosmétiques, bains ; B. au poumon, air agissant par sa composition chimique ; C. au tube digestif, aliments, boissons, condiments. Ajoutons que l'agent qui ne paraît exercer qu'une action locale en produit toujours au moins plusieurs autres dans les parties les plus éloignées du corps. Outre ces deux classes d'agents naturels il en existe une troisième, formée de tous les *modifi-*

cateurs artificiels auxquels la civilisation a donné naissance ; tels sont les poussières, les gaz fétides, les odeurs et les émanations de différentes natures.

La peau est le point de départ de toutes les sensations ; c'est sur elle que sont disposés les organes des cinq sens, comme l'œil, le nez, l'oreille, la langue, qui ne sont que des parties perfectionnées de l'enveloppe cutanée, plus riches en filets nerveux et appropriées aux fonctions qu'elles doivent remplir. On peut dire que tous les corps, tous les agents, quelle que soit leur nature, doivent, pour déterminer un effet, s'appliquer 1° sur la peau, 2° le poumon, 3° l'intestin. Tel est véritablement le trépied de la vie, autour duquel se groupent tous les modificateurs qui font le sujet de l'hygiène. L'air nous fait respirer, les aliments nous nourrissent, les corps avec leurs qualités physiques, chimiques ou mécaniques produisent des effets différents. Leur action peut s'exercer sur un seul organe, ou sur tous d'une manière successive ou simultanée ; la chaleur est un modificateur dont l'influence est générale ; le fluide lumineux agit d'abord et plus spécialement sur l'œil.

Il est une autre série d'influences qui ne viennent plus du monde extérieur, mais qui dépendent du corps de l'homme et résultent du jeu de ses organes. La vie ne se continue chez les êtres animés qu'à la condition que les divers agents na-

1.

turels vont stimuler ou mettre en jeu d'une autre manière, le tissu ou l'organe auxquels ils sont destinés. Ils entretiennent la vie en excitant aussi dans les autres organes les mouvements qui leur sont propres, de telle sorte qu'une première impression reçue par une partie est aussitôt transmise à un grand nombre d'autres souvent très-éloignées, en vertu de cette influence mystérieuse que l'on appelle synergie et sympathie. L'estomac, par exemple, ne peut pas être excité par l'usage des vins, des liqueurs alcooliques, des viandes épicées, des aliments de haut goût, sans qu'on n'aperçoive aussitôt des phénomènes qui attestent le trouble de certaines fonctions, de celles du cerveau et des muscles, par exemple. Il n'existe pas d'abord de maladie bien caractérisée, cependant le corps n'est plus déjà dans son état naturel. L'intelligence est engourdie, le jugement moins libre; les passions s'allument, la circulation s'accélère, les vaisseaux battent avec force, etc. ; en un mot, l'influence que les organes reçoivent alors est toute différente de celle qu'ils éprouvaient avant l'ingestion d'aliments stimulants. Si au contraire, c'est le cerveau qui est tenu sans cesse en éveil, comme chez les sujets qui s'occupent de travaux littéraires ou scientifiques, les digestions s'altèrent, les mouvements de la respiration et de la circulation sont enchaînés, la nutrition se fait mal, tout annonce que le cerveau a réagi trop fortement ou trop longtemps sur les autres parties du corps. L'hygiène ne doit pas négliger des influences aussi importantes; les agents extérieurs sont sans aucun doute le point de départ des phénomènes de la vie, mais il faut en outre tenir compte de l'influence réciproque des fonctions les unes sur les autres.

Le cerveau est un centre auquel aboutissent toutes les sensations, et d'où partent les influences les plus variées; l'intelligence, les passions, les instincts sont les phénomènes complexes dont le cerveau est l'instrument. On désigne, en hygiène, sous le nom de *percepta* (c'est-à-dire choses perçues) les différents actes de l'intelligence.

Les mouvements musculaires, qui sont aussi sous la dépendance du cerveau, constituent une partie intéressante de l'hygiène, qui a pris de nos jours un grand développement; on la nomme Gymnastique (*gesta*). L'exercice musculaire mérite de fixer l'attention de l'instituteur chargé de diriger l'éducation des enfants.

Le corps n'est pas destiné seulement à se mouvoir; il faut encore qu'il se répare. Dans ce but, il y entre sans cesse des matières solides, liquides ou gazeuses qui sont absorbées par les tissus; ceux-ci ont la propriété de convertir en leur propre substance les matériaux venus du dehors et introduits dans le corps (*ingesta*). Un autre mouvement qui se passe en sens inverse du précédent est l'action par laquelle les matériaux qui ont servi à la nutrition sont rejetés au dehors (*excreta* ou *excrétions*).

ORDRE ADOPTÉ DANS L'OUVRAGE.

Voici dans quel ordre nous rangerons les différents sujets que nous venons de passer en revue et que l'on désigne sous le nom de *matière* de l'hygiène. 1re classe ; *Modificateurs généraux ou cosmiques ;* agents qui portent leur action sur tout le corps : air atmosphérique, chaleur, froid, sécheresse, lumière solaire, artificielle, électricité (*circumfusa*) ; 2e classe ; agents dont l'action première est reçue par la peau : vêtements, bains, cosmétiques (*applicata*) ; 3e classe ; agents qui servent à la nutrition : aliments, boissons, assaisonnements (*ingesta*, choses ingérées) ; 4e classe ; constituée par les influences des fonctions d'exhalation et de sécrétion : sueur, urine, matières excrémentielles (*excreta*) ; 5e classe ; fonctions de l'intelligence (*percepta*) ; 6e classe ; exercice et mouvements musculaires (*gesta*).

Nous nous proposons dans ce livre de décrire, en parlant de chaque agent ou modificateur : A, les effets qui résultent de son action sur le corps de l'homme, sans tenir compte de l'âge, du sexe, du tempérament, de la profession, etc. ; B, après avoir tracé les préceptes applicables à tous les hommes, quels qu'ils soient, nous les ferons suivre de ceux qui concernent plus spécialement les enfants, les adultes et les tempéraments. De cette manière, après avoir établi la régle générale, nous ferons mieux apercevoir les exceptions à cette règle. Les personnes destinées par leur profession à donner des soins aux enfants, à les diriger dans leurs études et à veiller sur leur santé, pourront reconnaître à l'instant si tel précepte applicable à l'adulte ou au vieillard n'est pas nuisible au jeune enfant. L'avantage de cet ordre n'est pas douteux ; il met le lecteur à même de remplir à la fois et le rôle de maître en lui faisant entrevoir les sujets d'étude qui sont à la portée de l'intelligence des enfants, et le rôle de médecin, en lui apprenant les préceptes nécessaires à la conservation de la santé. Ils sont surtout d'une grande utilité pour ceux qui dirigent les écoles d'asile ; leur omission aurait les plus graves inconvénients, à cette époque de la vie où les organes délicats reçoivent aisément les impressions bonnes et mauvaises.

Les hommes appelés à prescrire et à faire observer les préceptes de l'hygiène commettraient à chaque instant des erreurs funestes s'ils voulaient soumettre tous les individus à l'empire uniforme de la même règle. Ils ne doivent jamais oublier que s'il existe un certain nombre de préceptes qui s'appliquent également à tous les sujets, il en est d'autres plus nombreux qui doivent être modifiés suivant l'âge, le sexe, le tempérament, la constitution.

DES AGES.

Le corps de l'homme, depuis la naissance jusqu'à la mort, passe par une série de changements qui s'accomplissent en un certain nombre de jours, de mois, d'années. Ces changements peuvent être appréciés d'une manière absolue, sans qu'on ait besoin de connaître l'espace de temps qu'ils ont mis à s'effectuer; mais en général, c'est par la comparaison du temps avec les changements successifs qui s'opèrent dans le corps, que l'on parvient à déterminer facilement les âges. Chaque époque de la vie est donc mesurée tout à la fois par le temps et par la métamorphose que subissent les organes, de telle sorte qu'on peut dire l'âge d'un homme par la seule inspection de son corps et sans connaître le temps qu'il a vécu, et réciproquement, on peut décrire l'état de tous ses organes, sans les voir, quand on connaît le temps qu'il a vécu.

La vie de l'homme ne date pas de l'instant de

son apparition à la lumière ; elle commence dans le sein de sa mère. Là, son corps est à l'abri de l'influence des agents extérieurs, mais non des maladies. Il apporte ensuite en naissant celles qui lui ont été transmises soit par son père, soit par sa mère.

On admet généralement dans le monde quatre âges : l'enfance, la jeunesse, l'âge adulte, la vieillesse ; mais ces divisions ne suffisent pas pour l'hygiène ; il est nécessaire d'en établir cinq, qui sont : 1° la première enfance ; 2° la seconde enfance ; 3° l'adolescence ; 4° la virilité ; 5° la vieillesse.

A. *La première enfance* s'étend depuis la naissance jusqu'à l'époque de la seconde dentition, c'est-à-dire jusque vers la septième année à peu près. Elle se subdivise en trois époques : une première qui dure depuis la naissance jusqu'à l'époque de la première dentition (sept mois) ; une seconde, qui embrasse tout le temps que les dents mettent à pousser, et qui se prolonge jusqu'à trois ans ; la troisième enfin embrasse l'intervalle qu¹ sépare la première dentition de la seconde (cinq ans à peu près).

B. *La deuxième enfance* s'étend de la septième à la quinzième année ; pendant cette époque, la seconde dentition se fait et s'achève complétement : néanmoins, les dents de sagesse ne sortent que beaucoup plus tard.

C. *L'adolescence* ou *puberté* se compte de l'âge de quinze à vingt-cinq ans chez l'homme, de quatorze à vingt-un chez la femme.

D. *La virilité*, de vingt-cinq à soixante-treize ans chez l'homme, à cinquante chez la femme.

E. Enfin, *la vieillesse* n'a pas de terme qu'on puisse assigner; le mot *décrépitude* exprime le degré le plus avancé de cet âge.

Première enfance. Ce qui distingue la première enfance des autres âges, c'est la prédominance d'action et l'accroissement rapide des organes qui servent à la nutrition, tels que le poumon et les organes digestifs. C'est alors qu'on voit l'enfant, pressé par une faim presque continuelle, réclamer à chaque instant de nouveaux aliments que l'estomac digère avec rapidité. Son ventre prend du volume, les garderobes et les urines sont rejetées fréquemment; il semble qu'à cet âge l'estomac soit toujours tenu en éveil et le travail de la digestion en permanence. Le cerveau et les autres parties du système nerveux ne sont pas moins actifs que l'intestin, l'enfant cherche à prendre possession de tous les corps qui sont autour de lui; il veut les examiner avec les sens, et si, dans le principe, il commet des erreurs grossières, bientôt, l'habitude perfectionnant l'exercice des organes, il devient d'une adresse extrême. Le travail ncessant du cerveau et du ventre doit fixer l'at-

tention des personnes chargées de surveiller la
première enfance, car les maladies de ces organes
sont alors très-communes. Les éruptions de boutons, de teignes, que l'on voit se développer sur
la tête, les oreilles, le cou et d'autres parties du
corps, prouvent combien la peau réclame de soins.
L'éruption des dents s'accompagne aussi d'orages
qui menacent souvent l'existence des jeunes sujets ; toutefois, nous devons prévenir qu'on a beaucoup exagéré la gravité des maux qui tiennent à la
dentition. La circulation et la respiration sont très-
précipitées dans les premier et deuxième mois :
le pouls bat 130 fois par minute ; les inspirations
sont de 30 à 40 pour le même temps : la température du corps sensiblement la même que chez
l'adulte, c'est-à-dire 37° centigrades.

Voici l'ordre suivant lequel se fait la première
dentition. Du septième au quatorzième mois on
voit paraître, successivement, les incisives moyennes de la mâchoire inférieure, puis de la supérieure ; les incisives latérales inférieures, les supérieures, les canines, les petites et les grosses
molaires ; l'éruption des vingt dents de lait n'est
le plus souvent complète qu'à trois ans.

Deuxième enfance. Dans la deuxième enfance
(de sept à quinze), la nutrition conserve toute son
activité première, car le corps a besoin d'une
grande quantité de matériaux nutritifs, pour four-

nir à la croissance rapide qui se manifeste dans toutes les parties. Les os s'allongent, les muscles se dessinent plus fortement sous la peau ; cet embonpoint que l'on remarque dans la première enfance et qui donne au corps une forme arrondie, est remplacé par une maigreur assez prononcée ; cependant l'appétit est vif et les digestions rapides. Mais déjà, l'enfant occupé d'accroître le nombre de ses connaissances et de perfectionner celles qu'il a acquises, vit plus par le cerveau que par les organes digestifs. Ceux-ci étaient plus prédominants dans la première enfance ; l'avantage est en faveur du cerveau, pendant la deuxième enfance ; il sera plus marqué encore pendant la puberté.

Puberté. Ce qui caractérise l'adolescence ou puberté, c'est l'achèvement complet de l'accroissement du corps en hauteur et l'évolution des organes qui sont destinés à la reproduction. Le cerveau se développe avec plus d'énergie que les autres organes ; le sentiment de la moralité, encore rudimentaire dans les âges précédents, se perfectionne et révèle à l'homme le rôle qu'il est appelé à jouer parmi ses semblables.

Virilité. La croissance du corps est entièrement terminée à l'époque de la virilité. Seulement les tissus continuent à se développer en épaisseur ; les organes sont plus riches en fluides sanguins , plus exposés à recevoir l'atteinte des maladies qui dépendent d'un excès de vitalité.

Vieillesse. La vieillesse se reconnaît à l'affaiblissement de toutes les fonctions, et surtout de celles qui sont destinées à la nutrition. La circulation est moins facile, moins étendue; la respiration plus restreinte ; les canaux ouverts à la nutrition sont moins perméables; l'innervation cérébrale s'affaiblit; la sensibilité spéciale s'émousse ; la contractilité musculaire perd de son énergie et de sa précision; de là résulte une certaine difficulté pour le vieillard, lorsqu'il veut marcher, ou faire usage de ses membres qui sont parfois tremblants.

Pour avoir une idée juste et philosophique des âges, il ne faut pas chercher à apprécier les changements survenus dans le corps par la mesure du temps qu'ils ont mis à s'effectuer. Ne voyons-nous pas des hommes qui n'ont que vingt-cinq ans d'âge, quand on estime astronomiquement le nombre de jours qu'ils ont vécu, et qui offrent cependant les marques d'une vieillesse anticipée? Ils ont vécu vite en ce sens que leurs organes ont fait en un temps fort court le service qu'ils devaient faire en un temps beaucoup plus prolongé. Louis II, fils de Ladislas VI, roi de Hongrie, fut couronné roi à deux ans et demi,

succéda à son père à dix, avait de la barbe à
quatorze, se maria à quinze et mourut à l'âge
de vingt ans. On a dit que le célèbre Berkley,
évêque de Cloyne, ayant fait développer rapidement, à l'aide de moyens inconnus, le corps d'un
orphelin, celui-ci atteignit sept pieds de haut à
l'âge de seize ans et succomba à vingt ans dans
un état d'imbécillité. Il n'est pas besoin de dire
que cette anecdote et d'autres semblables n'ont
rien de vrai. Il faut remarquer que dans l'histoire des âges, l'accroissement continuel de tous
les organes n'a rien de fixe et peut aller jusqu'à
vingt ou vingt-deux ans. Après cette époque les
tissus se chargent de graisse, ou reçoivent plus
de sang parce que leur nutrition est activée, mais
il n'y a pas d'accroissement réel; il ne faudrait
pas même regarder toujours cet état comme une
preuve de santé. On a prétendu que la vie était
marquée par deux périodes, l'une croissante,
l'autre décroissante et conduisant plus ou moins
lentement à la mort. Entre ces deux périodes il
y aurait un temps d'arrêt, pendant lequel l'accroissement et la décroissance se feraient équilibre; mais l'existence de cet âge stationnaire
est une création toute chimérique et qui ne se
montre pas dans la nature, où nous voyons tous
les êtres décroître dès que leur développement
est complet. On peut seulement admettre, par la

pensee, cet intervalle, qui doit avoir une durée fort courte.

DES TEMPÉRAMENTS.

Si l'on prend au hasard deux hommes et qu'on les compare l'un à l'autre, on aperçoit des différences plus ou moins sensibles, non-seulement dans l'ensemble de toutes les parties, mais dans la forme, l'étendue, la coloration de chacune d'elles. L'un présente un corps de petite stature, des membres gros, formés de muscles puissants, une figure colorée; l'autre une haute taille, des membres grêles allongés, des muscles se dessinant à peine sous la peau, etc. On est convenu de désigner par le nom de *tempérament* ces différences individuelles, qui ne sont pas incompatibles avec la santé, tant qu'elles ne sont pas portées à un degré extrême.

La nécessité de savoir reconnaître les tempéraments se montre à chaque instant dans l'hygiène; sans cette connaissance on prescrirait à tous les hommes des règles qui ne seraient pas applicables à chacun d'eux en particulier. Quand on dit, par exemple, que l'habitation d'un lieu sec et élevé, parcouru par des courants d'air, est favorable à la santé, on énonce une proposition vraie en général, mais qui souffre cependant

quelques exceptions; les hommes d'une constitution sanguine et sèche doivent s'éloigner de
ces lieux, parce qu'ils y contractent plus souvent
que d'autres des maladies.

Le nombre des tempéraments n'est pas aussi
considérable qu'on pourrait le croire au premier
abord. On peut ramener à quatre grands types
les différences individuelles que nous présentent
les hommes; ces quatre tempéraments sont : *le
sanguin, le nerveux, le bilieux, le lymphatique.*
Il n'est pas toujours facile de dire, en voyant un
individu, quel est son tempérament, parce qu'il
présente quelquefois les attributs de plusieurs
tempéraments. Dans les cas les plus ordinaires
on saisit facilement les traits distinctifs principaux
qui impriment à la constitution de chaque homme
un cachet tout particulier, et qui permettent de
lui assigner une place dans les quatre divisions
que nous avons établies.

A. *Tempérament sanguin.* — Il se rencontre
fréquemment chez les peuples qui habitent les
climats tempérés et septentrionaux; il est très-
répandu en France. Il tire son nom de la quantité considérable de sang qui circule dans le corps
et qui donne à tous les organes une grande énergie. L'homme qui offre ce tempérament a un
appétit très-vif et recherche, pour le satisfaire,
une nourriture succulente et des boissons vineu-

ses ; sa poitrine est large, régulièrement déve-
loppée ; elle renferme de vastes poumons dans
lesquels une grande quantité de sang vient chercher l'oxigène de l'air atmosphérique ; la circulation est prompte, le cœur se contracte avec force
sur le sang qu'il envoie à son tour dans tous les
vaisseaux ; le pouls est fort ; les tissus gorgés de
sang ; la figure colorée, les yeux brillants ; les
muscles prennent du volume et font un relief
marqué sous la peau ; quand ils acquièrent ce
degré de développement, et que le sujet jouit
d'une grande force, on dit qu'il possède le *tempérament athlétique.* Ce tempérament ne doit pas
être distingué du tempérament sanguin, dont il
n'est qu'une variété, car le système sanguin en
est la condition organique indispensable. Les
hommes sanguins sentent vivement, mais leurs
sensations n'ont pas une longue durée. La colère la douleur, les passions éclatent avec violence et sont suivies de transports terribles ; mais
ces mouvements désordonnés de l'esprit s'éva-
nouissent avec la même promptitude qu'ils ont
pris naissance ; en un mot, pour peindre au physique comme au moral l'homme de ce tempérament, on peut dire qu'il ne redoute aucun danger, qu'il surmonte les obstacles les plus dangereux, pourvu qu'il ne faille développer qu'un
grand courage ; mais il est incapable de les vain-

cre, quand il doit appeler à son aide la patience ou la ruse. Les anciens accordaient une intelligence médiocre à ceux qui s'étaient rendus célèbres par un développement musculaire considérable. Hercule, Milon de Crotone, ne passent pas pour des génies ; cependant à ces exemples on peut opposer les noms de quelques hommes qui se sont rendus justement illustres quoiqu'ils fussent de tempérament athlétique, tels étaient Platon, Buffon, le maréchal de Saxe, Mirabeau, etc.

B. *Tempérament nerveux*. — Il est très-commun chez les peuples de l'Asie et des pays chauds. Il est caractérisé par l'activité du système nerveux, du cerveau, et des sens. Ceux-ci, doués d'une sensibilité exquise, demandent à s'exercer continuellement. Aussi voit-on les individus nerveux rechercher avec passion la musique, les parfums de toute espèce, les aliments et les boissons très-sapides. Mais cette stimulation continuelle finit par fatiguer les organes : il faut alors, pour produire une nouvelle excitation, des corps dont l'énergie est plus grande. De là, une susceptibilité extrême qui va souvent jusqu'à la maladie; de là, des douleurs névralgiques, des mouvements convulsifs et désordonnés qui sont si communs chez les femmes dont le tempérament nerveux est l'apanage ordinaire.

Tous les autres appareils sont dans un état de

langueur fort prononcée. La taille est petite, quelquefois élancée, mais alors les membres et le corps
sont grêles, les muscles peu développés, faisant
saillie sous la peau, moins en raison de leur volume, qui est très-petit, que de la maigreur générale. Lorsque la passion anime le sujet nerveux,
les muscles deviennent capables de produire des
efforts qui surprennent, quand on en compare les
effets avec la gracilité des muscles ; mais la dépense nerveuse, que nécessite cet exercice exagéré, détermine un affaiblissement extrême. L'appétit est modéré, les digestions lentes et difficiles,
le ventre serré ; la respiration fréquente, irrégu-
lière, se fait par saccade, surtout lorsque des émotions agitent le système nerveux. Le cœur est
petit ; il bat vite ; tous les organes ressentent l'influence du système nerveux ; c'est là précisément
ce qui donne à ce tempérament une physionomie
si tranchée.

C. *Tempérament bilieux.* — Si au tableau que
nous venons d'offrir de la constitution nerveuse,
nous ajoutons que la peau chez certains sujets est
habituellement colorée par une teinte un peu jau-
nâtre, nous aurons le *tempérament bilieux*, qui
n'est qu'une variété du *nerveux*. La seule différence qu'il importe d'établir entre ces deux tempéraments, tient à ce que, chez les bilieux, les
organes contenus dans le ventre, le foie et l'esto-

mac ne jouissent pas de toute leur intégrité ; à ce que la sécrétion biliaire est altérée, et que la matière colorante jaune passe en minime proportion dans le sang, d'où elle se répand sur la peau. Ainsi donc le tempérament bilieux est un état de maladie et non un état normal dont l'étude appartient à l'hygiène.

D. *Tempérament lymphatique* (pituiteux, phlegmatique). — Les individus qui présentent les attributs de ce tempérament sont d'une stature moyenne ou très-petite ; ils habitent les climats tempérés, froids ou humides. Les régions du globe où l'humidité est très-grande, le froid très-vif et la lumière solaire presque toujours absente, comme la Laponie, le Groënland, les terres polaires, sont habitées par des hommes de cette constitution. Leurs membres sont courts, volumineux ; mais il ne faut pas se laisser tromper par cette force apparente, car ce qui donne à tous les tissus le développement que l'on aperçoit est la grande quantité des fluides blancs, ou *lymphe*, qui abreuvent tous les organes. Cette abondance de la lymphe distingue le tempérament lymphatique de la même manière que la quantité considérable du sang en circulation caractérise le tempérament sanguin. Les sensations sont obtuses ; on ne retrouve plus cette vivacité, cette énergie que nous avons notées chez les sanguins et les nerveux ; l'amour du

repos, de la tranquillité, le calme de l'esprit auss
bien que du corps, voilà ce que recherche avant
tout le phlegmatique. Ses digestions sont assez
souvent ralenties ; pour les faciliter, il a recours
aux boissons excitantes, comme le vin, l'eau-de-
vie ; toutefois, il est grand mangeur et prend ordinairement beaucoup d'embonpoint vers l'âge viril.
La grande quantité de liquide contenue dans
les tissus donne lieu à une transpiration abondante et au départ facile des matières fournies par
diverses évacuations naturelles.

Tels sont les quatre tempéraments que nous
avons dépeints avec une couleur un peu exagérée,
afin qu'on puisse mieux saisir les nuances inter-
médiaires. Il est rare qu'un homme pris isolé-
ment offre tous les attributs d'un seul tempérament ; cependant, l'un d'eux se fait reconnaître
par ses traits principaux. Peut-être est-ce en vue
de la difficulté qu'on éprouve souvent à ranger
certains sujets dans une de ces divisions, que l'on
a créé le tempérament mixte qui est une sorte de
transaction opérée théoriquement entre les tempéraments exclusifs et avec lequel on a composé
le tempérament parfait, sorte de modèle idéal,
formé des divers attributs qui appartiennent aux
autres.

SEXE.

Il faut chercher l'explication des différences tranchées qui existent entre l'homme et la femme dans la spécialité des fonctions qui leur servent à reproduire les êtres. Toutes les particularités que nous présentent le physique et le moral de la femme dérivent des organes destinés à la gestation, à l'accouchement et à l'allaitement, c'est-à-dire de l'utérus et de ses dépendances. Telle est la source des modifications profondes que l'on remarque dans l'organisation de la femme. Elle atteint plus rapidement que l'homme l'âge de la puberté. Celle-ci a lieu vers dix ou douze ans dans les pays chauds, vers quatorze ou quinze dans nos climats. La précocité du moral égale celle du physique ; l'intelligence prend un développement rapide, surtout à l'époque où les fonctions menstruelles s'établissent pour la première fois. Les facultés affectives et les sentiments l'emportent en général sur les autres facultés de l'intelligence ; le raisonnement, le jugement, la méditation, laissent à désirer.

Le tempérament de la femme participe à la fois du nerveux et du lymphatique. C'est au premier que sont dus l'inconstance, la mobilité d'humeur, le désir incessant de passer d'un spectacle à un autre, de parcourir toutes les émotions, en un mot, cette richesse de sensations qui est la source des maladies nombreuses auxquelles la femme se trouve exposée. C'est au tempérament nerveux

que la femme doit la tournure particulière de son
esprit, la fécondité, la rapidité de ses conceptions.
Du tempérament lymphatique dérivent, au contraire, les formes de son corps, la mollesse des
tissus, la rondeur des membres, la blancheur et
la finesse de la peau, l'abondance du tissu cellulaire qui se charge facilement de graisse. Ces conditions organiques ne doivent pas être perdues de
vue pour celui qui trace les règles de l'hygiène.

CONSTITUTION. HÉRÉDITÉ.

On doit aussi prendre en considération la constitution du sujet qui peut être forte ou délicate,
sans qu'il existe aucune maladie. En général, on
hérite de ses parents un corps robuste ou faible ;
aussi a-t-on dit avec juste raison que l'âge avancé
des parents était un brevet de longue vie pour les
fils ; en effet, ceux-ci héritent de leurs parents la
constitution vigoureuse qui les a conduits eux-
mêmes jusqu'à un âge très-avancé. On a aussi
prétendu que les enfants mâles héritaient de leur
père les formes extérieures et matérielles, tandis
qu'ils tenaient de leur mère les facultés de l'intelligence ; ces assertions sont loin d'être prouvées.
Ce qui semble plus vrai, c'est que les enfants nés
d'un père robuste et d'une mère valétudinaire,

2.

héritent fréquemment de celle-ci sa mauvaise santé ; ainsi donc, il y a plus d'avantage pour les enfants à naître d'une mère robuste et d'un père valétudinaire que de parents qui offrent des dispositions contraires.

Il est impossible de tracer le portrait d'un homme bien constitué ; il règne trop de variétés à cet égard. Il ne faut pas toujours juger de la force d'un sujet par le volume et la longueur de son corps et de ses membres, par la saillie de ses muscles et l'énergie qu'il peut développer ; souvent, un homme ainsi constitué succombe à une maladie légère, tandis qu'un autre, plus chétif en apparence, lutte longtemps contre les attaques d'un mal violent. Lavater a donné comme indice d'une longue vie, le front élevé ou musculeux, les yeux enfoncés, un nez long, la saillie de la partie du front située entre les yeux. C'est faire de l'art divinatoire que de songer à prédire la durée de la vie à l'aide de certaines formes corporelles.

IDIOSYNCRASIE.

On désigne sous ce nom certaines particularités de la constitution, tout à fait individuelles et entièrement distinctes des tempéraments. Un homme est pris de vomissements et de tous les symptômes d'un empoisonnement, lorsqu'il mange quel-

ques feuilles d'artichauts ; c'est là une idiosyncra-
sie qui n'a aucun rapport avec le tempérament ni
la maladie. Une femme se trouve mal chaque fois
qu'elle mange un peu de noix muscade ou qu'elle
en dépose un fragment sur sa peau. De jeunes
filles perdent la voix en sentant l'odeur du musc
ou d'une fleur. Le duc d'Épernon s'évanouissait
à l'odeur d'un lièvre. Le son de la cornemuse ou
de la vielle détermine chez quelques individus
une rétention d'urine ; Paulini parle d'un homme
que la musique faisait vomir. Nous pourrions mul-
tiplier ces exemples d'idiosyncrasies qui annoncent une susceptibilité toute spéciale du système
nerveux et des organes auxquels il se distribue.

HYGIÈNE GÉNÉRALE

CHAPITRE PREMIER.

MODIFICATEURS GÉNÉRAUX.

INFLUENCES SIDÉRALES.

Un assez grand nombre de personnes attribuent aux astres une action très-marquée sur les phénomènes de la vie. Empruntée à l'astrologie du moyen âge, cette idée ne peut plus subsister aujourd'hui, et doit tomber comme tant d'autres croyances fondées sur la superstition.

Les effets de l'action lunaire sur le corps de l'homme ne sont démontrés par aucun fait positif, et les astronomes les plus illustres qui ont étudié avec soin l'influence lunaire, déclarent qu'ils ne sauraient lui rapporter aucun phénomène évident, soit parmi les hommes, soit parmi les animaux. Tout ce que l'on a écrit dans les temps d'ignorance et de barbarie sur les mauvaises influences de la lune et de ses éclipses, ne mérite

même pas d'être rappelé par des hommes sérieux.
On croyait que les différents organes du corps de
l'homme recevaient l'influence spéciale de Mars,
de Vénus, de Saturne, etc. Le *petit monde* était
ainsi subordonné au *grand monde* (macrocosme.)

INFLUENCES ATMOSPHÉRIQUES.

Au nombre des fluides gazeux ou liquides, pon-
dérables ou non, qui constituent l'atmosphère où
l'homme est plongé, il faut mettre : A, l'air atmosphérique agissant, 1° par sa pesanteur ; 2° par
sa composition chimique ; B, la vapeur d'eau ; C,
le calorique ; D, le fluide lumineux ou la lumière ;
E, l'électricité ; F, les vents. On donne le nom de
circumfusa à la réunion de ces divers agents, qui
exercent sur le corps de l'homme une influence
continuelle, et dont l'étude forme la partie la plus
importante de l'hygiène. Nous prions le lecteur de
lire avec attention les considérations placées en
tête de cet opuscule, car sans elles, il ne pourrait
se former une idée d'ensemble, nécessaire à l'intelligence des détails qu'il nous reste à présenter.

PESANTEUR DE L'AIR.

L'air forme, comme on le sait, autour de la
terre, une enveloppe gazeuse dont la hauteur est

d'environ 16 lieues, et suivant d'autres physiciens de 100 kilomètres. Il pèse sur le corps de l'homme ainsi que sur la surface de la terre, et c'est en vertu de cette pression que le mercure s'élève dans un tube à soixante-seize centimètres sur les bords de la mer, et l'eau, qui est moins pesante que le mercure, à trente-deux pieds dans les tuyaux de pompe. Il est facile de calculer la pression que supporte le corps de l'homme, puisque l'on connaît la force de pression, et que l'on peut mesurer l'étendue de la surface du corps sur laquelle elle porte. En faisant ce calcul, on trouve que dans les plaines et au niveau de la mer, la pression est de 17,990 kilogrammes, ou de 1 gramme par centimètre carré de surface. Pour comprendre comment l'homme peut vivre sous le poids de ce fardeau énorme, il faut se rappeler que son corps étant composé de liquides emprisonnés dans un solide, les diverses pressions, que l'air y détermine, s'exercent dans tous les sens et se font équilibre ; le corps est, en quelque sorte, pareil à une pellicule mince plongée dans un liquide, où elle conserve sa forme parce qu'elle est soutenue également dans tous les points par les différentes couches d'eau.

La pression diminue lorsque l'homme s'élève sur de hautes montagnes ; un abaissement d'un millimètre dans la colonne du baromètre équivaut à une hauteur de dix mètres. Sur la hauteur de l'Antisana, où existe une métairie très-fertile, où la pression moyenne n'est que de 470 millimètres, le poids supporté par le corps n'est plus que de 639 grammes au lieu de 17,000 kilog. La hauteur de l'Antisana est de 4,101 mètres au-dessus du niveau de la mer. M. Gay-Lussac, dans une ascension en aérostat, s'est élevé à la plus grande hauteur connue, 6,977 mètres; la hauteur barométrique n'était plus que de 329 millimètres au lieu de 750, qui est la hauteur de Paris. On comprend de quel poids considérable l'homme doit être soulagé quand il parvient à ces grandes hauteurs.

Voici les phénomènes que l'on observe chez les voyageurs qui gravissent de hautes montagnes, telles que le Mont-Blanc, Chamounix et d'autres lieux élevés. L'air étant plus rare, la respiration s'accélère, parce qu'il faut que le poumon introduise à des intervalles plus rapprochés un air dont les molécules sont plus distantes les unes des autres. Elle est de plus difficile, laborieuse; la circulation s'accélère; le pouls bat 92 et parfois plus de 100, par minutes, presque en raison directe de la hauteur; les artères du cou battent avec force; les membres inférieurs sont douloureux, tremblants; les forces brisées, et l'on est contraint de s'asseoir à chaque pas; la soif est continuelle, elle force le voyageur, qui gravit les

montagnes, à boire souvent ; le froid, la sécheresse de l'air, la diminution de la pression fa-
vorisant l'évaporation des liquides enfermés dans
le corps, sont les causes de ce phénomène. Des
hémorrhagies ont lieu par les narines, les yeux,
les oreilles, la bouche. On rapporte que les religieux qui habitent le mont Saint-Gothard sont
obligés de descendre, de temps à autre, dans la
plaine, pour se rétablir des hémorrhagies pulmonaires auxquelles ils sont exposés. Les bestiaux
que l'on élève sur les hauteurs de l'Antisana éprouvent aussi des pertes de sang par les narines et
par la bouche.

On a beaucoup exagéré les accidents que la raréfaction de l'air occasionne, et notamment la fréquence des hémorrhagies qui sont très-rares dans
les ascensions aérostatiques. Des lieux très-élevés
tels que l'Antisana situé à 4,101 mètres au-dessus
de la mer sont habités. On ne saurait dire à quelle
hauteur la vie cesserait. Il faut remarquer que toutes les fois que l'homme s'est trouvé soumis à la
raréfaction de l'air, celle-ci s'était établie graduellement ; il n'en serait plus de même, si la transition
était brusque ; la mort ne tarderait pas à survenir comme chez les animaux que l'on met sous le
vide de la machine pneumatique.

On peut aussi diminuer la pression de l'air sur
une petite étendue du corps avec la ventouse. Le

sang et les liqueurs contenues dans l'épaisseur de la peau et dans les tissus voisins se précipitent avec rapidité dans le point où existe le vide, et il s'y développe une tumeur rouge, saillante, qui finit par fournir du sang. Celui-ci transsude à travers la peau ou s'extravase dans son épaisseur. Ces effets sont utilisés dans le traitement de certaines maladies.

L'habitation des montagnes et des lieux élevés est favorable aux personnes dont la poitrine est robuste et aux individus lymphatiques ; il faut en éloigner ceux qui ont une poitrine délicate ; le froid, la vivacité de l'air, les vents qui y règnent, activent les fonctions respiratoires, accroissent la richesse du sang et favorisent ainsi le développement des maladies du poumon et des inflammations. Ces conditions hygiéniques donnent une grande énergie au cerveau et au système musculaire ; les montagnards sont, en général, des hommes de petite stature, robustes, intelligents, aimant l'indépendance, les mouvements et les exercices, comme la chasse et la guerre, qui leur permettent de satisfaire leurs penchants naturels.

DENSITÉ DE L'AIR.

On a rarement occasion d'observer les effets d'une pression atmosphérique supérieure à 760 millimètres de mercure ; ce n'est guère que dans les mines qu'on pourrait les étudier. Mais alors plusieurs causes viennent troubler les effets qu'elle produit ; la fumée, la vapeur qui s'échappe des lampes, la poussière des métaux, l'humidité, la température, et surtout la privation de la lumière solaire empêchent d'en bien apprécier les effets. Dans les mines de Vieliska et du Cornouaille, dans le puits de Joseph, au Caire, le mercure s'élève au delà de **28** p. ou **756** mil.

Dans ces derniers temps on a inventé des appareils à l'aide desquels on peut comprimer l'air à deux ou trois atmosphères dans un espace limité. On observe alors le ralentissement considérable de la respiration qui est plus large et plus ample, l'accroissement des quantités d'acide carbonique exhalé par le poumon ; de l'appétit, de l'activité cérébrale et des sécrétions salivaires et urinaires.

ALTÉRATION DE LA COMPOSITION CHIMIQUE DE L'AIR. — ASPHYXIE ; — SECOURS A DONNER DANS LES DIVERSES ESPÈCES D'ASPHYXIE ; — AIR CONFINÉ.

Pour que la respiration puisse s'effectuer convenablement, il faut que l'air soit formé de 79 d'azote, de 21 d'oxigène, sur cent parties ; il devient impropre à la respiration, par la diminution de l'oxigène ; par la présence de l'acide carbonique ou d'autres gaz qui ne peuvent servir à la respiration ; par la trop grande raréfaction qu'occasionne la chaleur; par des miasmes qui agissent comme de véritables poisons et qui s'y trouvent mêlés.

Cent quarante-cinq prisonniers anglais ayant été renfermés, par ordre du vice-roi du Bengale (1756), dans une prison de 18 pieds carrés, tous, à l'exception de vingt-trois, succombèrent, après avoir enduré les souffrances les plus terribles. Les mêmes effets de la privation d'air furent observés après la bataille d'Austerlitz sur trois cents prisonniers russes qui furent renfermés dans une caverne de la Moravie. Lorsqu'on leur ouvrit, deux cent soixante étaient morts ou expirants; quarante jetaient du sang et de l'écume par la bouche. Des effets plus graves encore ont rendu célèbre le procès du libraire Roland Jankins, accusé d'avoir insulté le roi d'Angleterre dans un écrit politique. Le nombre des assistants qui se réunirent aux assises d'Oxford (1577), joint aux émanations fétides qui se dégageaient du corps des prisonniers, causa la mort de trois cents personnes dans l'espace de quarante jours.

Il importe de bien connaître la quantité d'air dont chaque homme a un besoin impérieux. Or, il résulte des travaux nombreux dont la science est redevable aux chimistes les plus illustres, qu'un homme adulte et en santé, respirant 18 fois par minute, a besoin de 6 litres d'air pendant le même temps, et, par conséquent de 360 litres par heure, de 8640 litres par jour ou enfin de 8 mètres cubes d'air dans les 24 heures. L'homme en respirant dans l'air y rejette de l'acide carbonique, 14,930 pouces cubes en 24 *heures* de la vapeur d'eau chargée de matière animale, et en même temps, il détruit une certaine quantité d'oxygène. Voilà d'abord ce que la théorie pure nous enseigne; mais la pratique permet ensuite d'établir que les 8 mètres cubes seraient insuffisants, s'ils n'étaient pas renouvelés, à cause des miasmes que le corps de l'homme y jette, et qu'une quantité pareille d'air peut être moindre sans inconvénient, à la condition de la renouveler souvent et de ventiler les lieux que l'on habite. Il faut aussi tenir compte des conditions spéciales où l'homme se trouve ; ainsi la quantité d'air indiquée plus haut sera insuffisante dans un hôpital, dans une prison, dans un vaisseau, où des émanations pernicieuses se dégagent sans cesse, dans un dortoir occupé par des petits enfants, ou par des femmes récemment accouchées. Dans tous ces cas, la viciation de l'air exige une ventilation presque continuelle.

Les causes qui concourent à déterminer des accidents aussi funestes sont la soustraction de l'oxygène de l'air qui est absorbé par les poumons, l'exhalation de l'acide carbonique, les émanations qui se dégagent des corps, la transpiration cutanée, et la dilatation de l'air qui devient plus rare à mesure que le calorique est plus abondant.

L'air peut encore être altéré par les gaz qui proviennent de la combustion des corps qui servent au chauffage. On a vu des personnes asphyxiées par la vapeur de charbon qui s'était introduite dans leur appartement par une cheminée voisine.

Les fleurs enfermées dans les chambres à coucher sont dangereuses, parce qu'elles exhalent une grande quantité d'acide carbonique, et des molécules odorantes qui peuvent incommoder.

Il résulte de tout ce que nous venons de dire, que l'homme doit vivre dans une maison spacieuse, percée de grandes fenêtres, recevant les rayons du soleil, où l'air conserve, dans tous les temps, sa composition normale, c'est-à-dire 21 d'oxigène et 79 d'azote. L'enfant a besoin, plus que tout autre, d'un air ainsi composé, c'est à cet âge que se forment les organes, et que les matériaux qui servent à leur développement doivent posséder tout le degré de pureté désirable. L'air est le plus précieux des aliments dont se nourrisse le corps de l'homme, surtout pendant ses jeunes années : c'est en vain que l'on voudrait contrebalancer la mauvaise qualité de l'air, par des aliments riches en molécules nutritives, ou par des soins attentifs, prodigués aux enfants ; rien ne pourra détruire l'influence fâcheuse qu'en ressentent les organes. Vous donnez une nourriture salutaire, mais le poumon ne reçoit lui-même qu'un aliment insuffisant et d'autant plus dangereux, que ce n'est que plus tard que se manifesteront les maladies qui sont la suite de cette funeste influence. Les grandes villes, où les enfants rachitiques, scrofuleux, poitrinaires, sont en si grand nombre, présentent les conditions les plus défavorables, sous le rapport de la composition de l'air. Les preuves de ce que nous avançons sont fournies par les relevés statistiques, qui montrent qu'à Paris ce sont précisément les quartiers qui possèdent le moins d'air respirable, qui offrent la mortalité la plus grande. Si cette influence se fait sentir sur tous les hommes, à plus forte raison doit-elle être pernicieuse pour les enfants. A l'hôpital de la Maternité de Dublin, la mortalité effrayante qui pesait sur eux diminua dans une proportion très-grande, lorsqu'on eut découvert que la quantité d'air atmosphérique y était insuffisante pour les femmes et les enfants.

Il faut donc s'attacher, dans tous les établissements publics, et surtout dans les salles d'asile, les pensions, les hôpitaux, les prisons, les salles de spectacle, à empêcher l'encombrement, ou, ce qui revient au même , à ventiler.

Les moyens que l'on emploie pour renouveler l'air sont la ventilation ou l'établissement d'un feu qui brûle continuellement. Le fourneau d'appel de M. Darcet est un ventilateur excellent ; mais un poêle ou une cheminée munis d'un bon tirage remplissent le même but. On place, dans la pièce que l'on veut assainir, un poêle dont le tuyau va se rendre dans la cheminée de l'appartement. Dès qu'on l'allume, les couches d'air de la cheminée raréfiées par la chaleur du tuyau qui vient s'y rendre, se dégagent par la partie supérieure et sont remplacées par celles de l'appartement, qui s'introduisent à leur tour dans la partie inférieure de la cheminée. Il suffit alors de pratiquer une ouverture à la muraille, en face de la cheminée, pour qu'il s'établisse un courant d'air rapide, dont le point de départ est l'ouverture de la muraille, et le point d'arrivée, la cheminée elle-même. Toutes les particules insalubres qui se dégagent dans l'atelier ou dans l'établissement se trouvent nécessairement entraînées au dehors.

Les cheminées de nos maisons renouvellent l'air de la même manière que le fourneau de Darcet. Il faut qu'il s'établisse un courant d'air continu pour que la combustion du bois ou du charbon puisse avoir lieu. Toutes les fois qu'un corps parvient à brûler avec flamme, on peut être.assuré qu'il y a assez d'air pour entretenir la respiration de l'homme. Cependant il pourrait y avoir, mêlés à l'atmosphère, des gaz fétides capables de l'asphyxier.

Dans les mines de charbon, par exemple, rien n'est si commun que de voir les ouvriers asphyxiés par le gaz hydrogène carboné, connu sous le nom de *feu grisou*. Ce même gaz produit en s'enflammant des explosions terribles qui coûtent la vie à un grand nombre de mineurs.

Il ne suffit pas que l'air d'un appartement soit pur, il faut encore que celui qui vient le renouveler présente ces qualités. On a vu des asphyxies lentes, quelquefois rapides, ou des maladies mortelles se déclarer chez des hommes qui habitaient un appartement dont la salubrité ne pouvait être mise en doute. En cherchant avec persévérance la cause de ces accidents, on est parvenu quelquefois à s'assurer qu'ils dépendaient de la pénétration de gaz ou de miasmes venus d'une fosse d'aisance, d'un atelier de doreur ou de mégissier, situés dans le voisinage. Le gaz s'introduit alors par voie d'appel dans la maison voisine ou dans les chambres contiguës au foyer d'infection.

Asphyxie. — La respiration chez l'homme a pour but de faire pénétrer dans le sang, un des gaz contenus dans l'air et que l'on appelle oxygène, et de dépouiller ce même sang de l'acide carbonique qui s'est formé dans tous les tissus et qui est charrié par le sang. L'organe dans lequel cette absorption et ce départ de gaz s'effectuent est le poumon. L'air atmosphérique composé de 79 parties d'azote et de 21 d'oxygène, cède une partie de ce dernier, au sang qui vient se mettre en contact avec lui dans le poumon ; cet oxygène entre en combinaison avec le carbone du sang contenu dans les vaisseaux, le brûle et forme ainsi de l'acide carbonique qui revient par les veines en dissolution dans le sang jusque dans le poumon. Là, il s'en dégage au moment où l'air est expiré, c'est-à-dire chassé des poumons. Le sang, de noir qu'il est en arrivant dans le poumon, devient alors rose, vermeil, dès qu'il a reçu l'oxygène et qu'il s'est débarrassé de l'acide carbonique.

L'asphyxie devient facile à comprendre lorsqu'on possède les notions précédentes. En effet, si l'air pour une cause quelconque n'arrive pas dans le poumon, soit en quantité suffisante, soit avec ses qualités normales (21 d'oxygène, 79 d'azote), il en résulte d'abord une gêne extrême à respirer, puis la mort apparente et très-rapidement la mort réelle. On donne le nom d'*asphyxie* à l'état grave, à la maladie causée par la suspension de la respiration.

3.

On reconnaît l'asphyxie d'abord à la cause qui l'a provoquée (strangulation , immersion dans l'eau, etc.), en second lieu aux phénomènes suivants : bâillements, respiration fréquente, difficulté extrême et besoin de respirer , serrement à la gorge, étourdissements, bruits dans les oreilles, sentiment de compression dans la tête, teinte bleuâtre ou rouge de la face et surtout des yeux, du nez, des lèvres, des pieds et des mains; tâches bleues à la peau, perte incomplète d'abord, puis complète de connaissance, et du mouvement dans les membres, abolition de la sensibilité de la peau et des sens spéciaux ; les battements de cœur d'abord précipités, tumultueux, s'arrêtent, les pulsations de l'artère qu'on appelle le pouls, cessent complétement (de là le nom d'asphyxie qui veut dire sans pouls en grec) ainsi que les mouvements de la poitrine et de la respiration. La chaleur du corps persiste souvent un temps assez long après la mort réelle.

En général l'asphyxié chez lequel les phénomènes précédents existent depuis cinq minutes, peut être encore rappelé à la vie. Après un quart d'heure, vingt minutes, il est rare que les secours soient efficaces. Cependant, il faut toujours les administrer avec une activité infatigable ; car on ignore souvent l'époque précise à laquelle l'asphyxie a commencé.

L'asphyxie peut être occasionnée par toute cause capable d'intercepter la libre pénétration de l'air dans les poumons. Si l'on veut rappeler à la vie les malheureux asphyxiés, il faut absolument savoir les conditions au milieu desquelles se produit la terrible affection à laquelle ils sont en proie. Un homme est asphyxié : 1° parce qu'un corps étranger tombe dans l'arrière-gorge et dans le larynx (un haricot, une bille, une noix) ; 2° parce qu'une corde est appliquée sur le cou et partant sur le conduit de l'air (strangulation) ; 3° parce que la poitrine est tout d'un coup saisie comme par un étau et mise dans l'impossibilité d'effectuer ses mouvements d'inspiration et d'expiration; c'est ce qui arrive lorsque la poitrine est comprimée par un éboulement de terre, dans le supplice du sable ou au milieu d'une foule compacte; 4° l'asphyxie arrive encore si l'air manque entièrement comme dans la submersion ; le noyé périt parce qu'il ne respire pas, et non parce qu'il avale quelque gorgées d'eau; il meurt parce que le sang ne peut plus se charger d'oxygène ni rejeter l'acide carbonique.

Un autre ordre de causes d'asphyxie doit être cherché dans la composition du gaz respiré. Une cause très-commune d'asphyxie est la pénétration dans les voies respiratoires d'un gaz qui n'a pas la composition de l'air atmosphérique ; tels sont les gaz qui proviennent de la combustion du charbon, le gaz de l'éclairage, l'acide carbonique qui se dégage des liqueurs en fermentation, (vin, bière, alcool) ou dans les galeries des mines; tel est encore l'air non suffisamment renouvelé, dont l'oxygène a été en partie employé par les poumons ou qui a été vicié par l'acide carbonique et d'autres émanations provenant du corps de l'homme.

Secours à donner aux asphyxiés. — Il est facile maintenant de tracer les règles auxquelles on doit s'astreindre lorsqu'on veut rappeler à la vie un asphyxié par submersion (noyé). Il ne faut pas hésiter un seul instant si l'on veut administrer des secours efficaces. Dans ce but on transporte le malade dans un lieu chaud; on le déshabille, on le couche sur un lit, en ayant soin d'élever un peu la tête, on entoure les pieds et les mains de linges ou de corps chauds; pendant ce temps, on excite les narines avec une barbe de plume, un rouleau de papier seuls ou imbibés de vinaigre, ou d'une petite quantité d'ammoniaque (alcali); on en fait autant sur l'arrière-bouche; on frictionne la plante des pieds avec une brosse, ou un linge chaud ou même avec la paume de la main; on embrasse les côtés de la poitrine avec les deux mains, on les serre, puis on les laisse revenir sur eux-mêmes, afin d'imiter les mouvements d'expiration et d'inspiration. Si ces moyens ne réussissent pas, on lave les lèvres et l'intérieur de la bouche avec un peu d'eau-de-vie ou de vinaigre, pour les débarrasser de toutes leurs mucosités, on applique alors sur les lèvres du moribond ses propres lèvres et on souffle graduellement trois ou quatre fois de suite, on attend et on renouvelle quelques secondes après la même opération. L'insufflation avec le tube de cuivre, une sonde ou un tuyau quelconque ne peut être faite avec succès qu'à la condition qu'on aura fait pénétrer l'instrument dans le larynx, opération qui ne peut être pratiquée que par un médecin. Si ces premiers soins sont suivis de quelques signes qui annoncent le retour à la vie, l'arrivée du médecin achèvera le reste, ou bien l'homme du monde continuera à exciter moins fortement la peau ; il donnera quelques cuillerées d'eau très-chaude et animée par une cuillerée d'eau-de-vie, de vin, d'eau de menthe, de mélisse, de Cologne; il n'y reviendra qu'avec mesure. Il est nécessaire d'irriter la peau des pieds et des mains avec de la moutarde, quelques gouttes d'essence de térébenthine ou d'ammoniaque. Si l'on ne voit paraître aucun signe de vie, on doit alors essayer un lavement préparé avec un verre d'eau chaude et quatre cuillerées de vinaigre commun, ou de sel de cuisine. On applique aussi un fer à repasser très-chaud sur le creux de l'estomac, la région du cœur, et on le promène sur les côtes et à la base de la poitrine; tels sont les moyens que les hommes les plus étrangers à la médecine peuvent employer toujours sans le moindre inconvénient et souvent avec succès pendant une demi-heure. Tant que le médecin n'est pas arrivé, ils doivent prolonger le traitement, surtout s'ils aperçoivent quelques mouvements dans la respiration, lors même que ceux-ci seraient très-éloignés les uns des autres.

Dans l'asphyxie par le gaz des fosses d'aisance, qui est devenue très-rare depuis l'invention des nouveaux systèmes de vidange, la mort est provoquée par la présence de gaz qui tuent comme des poisons. Ces gaz sont l'hydrosulfate d'ammoniaque ou l'acide hydrosulfurique, mêlés à l'azote, à l'acide carbonique et à l'air atmosphérique. Il faut exposer à l'air le malheureux qui a subi cette asphyxie et lui faire respirer un linge trempé dans le chlorure de soude (liqueur de Labarraque), dans de l'eau chlorée, si l'on en a à sa disposition. L'ammoniaque n'agit que comme stimulant et n'a pas la même efficacité.

Ceux qui sont asphyxiés par l'acide carbonique provenant d'un cellier, d'une cave où sont des liqueurs en fermentation, ou de tout autre en-

droit qui renferme ce gaz, doivent être traités
absolument de la même manière que les noyés
ou les pendus.

DE LA CHALEUR.

Le calorique est un fluide impondérable qui
pénètre tous les corps de la nature, et se manifeste à nous par les changements nombreux qu'il
apporte dans leur volume et dans leurs propriétés physiques et chimiques. La dilatation et la
contraction sont les deux phénomènes généraux
qui nous permettent d'en apprécier les moindres
quantités.

Le corps de l'homme, comme tous les corps
animés ou inanimés de la nature, ressent l'influence de cet agent universel dont la physique
nous trace les lois. Pour arriver jusqu'à nous, il
faut qu'il traverse les couches d'air atmosphérique qui nous séparent du soleil, foyer principal de la chaleur terrestre. L'air, comme tous les
gaz, se dilate ou se contracte suivant les quantités
de calorique qui le pénètrent ; il en résulte dans
l'atmosphère des changements dont il importe
de faire connaître les principaux effets sur la
santé de l'homme. Une quantité plus ou moins
considérable de vapeur d'eau peut exister dans
l'air, et alors, suivant que le calorique y sera lui-

même plus ou moins abondant, on aura les différentes conditions de l'air que l'on désigne sous le nom d'air chaud et sec, d'air froid et sec, d'air chaud et humide, d'air froid et humide ; ce sont là autant de circonstances physiques qui influent sur la santé, et qui agissent à tous les instants de la vie, dans toutes les contrées, et d'une manière très-différente.

Température de l'homme. Nous avons dit que la chaleur agissait sur le corps de l'homme comme sur les autres corps. Cette proposition qui est vraie dans une certaine limite a besoin d'être expliquée. Parmi les animaux qui vivent à la surface de la terre, les uns ont ainsi que l'homme une température qui reste sensiblement la même (37° centigrade), quelle que soit la quantité de chaleur qui les environne. D'autres, au contraire, vivent en équilibre de température avec l'atmosphère ou le milieu qui les entoure ; les poissons, les serpents, les lézards, les crocodiles, les grenouilles, etc. , ont une température qui est, à peu de chose près, la même que celle de l'air ou de l'eau. Quand ces deux éléments se réchauffent ou se refroidissent, ils éprouvent des changements analogues ; aussi sont-ils exposés à périr ou à perdre quelques parties de leur corps quand le froid devient intense. La répugnance que ces animaux inspirent est due surtout à l'impression

désagréable que produisent en nous la température très-basse de leur corps et leur aspect hi-
deux. Les animaux qui s'endorment à l'entrée
de l'hiver et se cachent dans des terriers, comme
la marmotte, le loir, le hérisson, ont aussi, durant leur sommeil, une température peu élevée,
mais qui est cependant supérieure à celle de l'atmosphère.

L'homme au contraire possède une température
qui se conserve toujours la même et qui ne dépend
pas de celle de l'air ou des corps environnants.
Quelle que soit la température extérieure, soit
qu'elle s'élève jusqu'à 45° cent., soit qu'elle s'a-
baisse jusqu'à 60, la température de l'homme se
maintient, à peu de chose près, à 37° cent., parce
qu'elle ne dépend que de l'organisation et de la vie.
Tous les appareils qui composent le corps étant
les sources de cette chaleur propre, elle ne peut
tarir que par la destruction même des organes ou
par leur état de maladie. Toutefois, il faut observer que si la température s'élève à 40° ou 60° cent.,
comme dans une étuve sèche, la température du
corps pourra s'élever de deux à trois degrés au
plus. Elle s'abaissera de même, au milieu d'un
froid rigoureux, et d'un nombre plus considérable de degrés qu'elle ne s'élève par la chaleur.
Cette diminution peut aller à quatre ou cinq degrés. On a aussi noté des élévations de tempéra-

ture très-marquées durant le cours des maladies. Cependant elles n'excèdent jamais 41° cent., c'est-à-dire quatre degrés au-dessus de la chaleur normale. Au contraire, la diminution de cette chaleur peut aller jusqu'à huit et même seize degrés au-dessous de la température normale, dans certaines maladies. Dans l'état de santé, la température varie très-peu ; cependant les climats, la tristesse, la mélancolie, la nourriture, les vêtements, l'exercice lui impriment quelques modifications.

Quand on cherche de quelle manière l'homme résiste à de hautes températures ; comment, par exemple, il peut supporter la chaleur d'un four chauffé à 62° cent. ou d'une étuve à 80° cent., on trouve que c'est à l'aide de l'évaporation continuelle et rapide de la sueur qui afflue à la surface de la peau. Franklin, le premier, démontra que, dans ce cas, le calorique du corps de l'homme n'est plus employé qu'à convertir les liquides en vapeur, et que dès lors la température peut non-seulement rester à 37°, mais encore baisser. Le corps fait l'office d'un vase poreux (*alcarazas*), qui laisse transsuder les liquides à sa surface ; ceux-ci, pour se convertir en vapeurs enlèvent le calorique à l'air et au liquide renfermé dans le vase, de là un abaissement de température dans l'eau qui y est contenue. Les mêmes phénomènes se produisent dans le corps de l'homme ; les liquides ne peuvent s'échapper que sous forme de vapeur, et en empruntant à tous les tissus le calorique nécessaire à cette vaporisation ; dès lors il faut que le calorique excédant qui a pénétré le corps de l'homme se dégage avec la vapeur d'eau : de là, le maintien et même l'abaissement de la température.

L'homme, depuis le moment de sa naissance jusqu'à la mort, conserve la même température, ou du moins ses variations ne dépassent pas 42 à 82 centièmes de degré. Lorsque l'enfant vient de naître, ses organes, quoique déjà préparés à lutter contre le refroidissement, n'ont pas encore toute l'activité nécessaire ; il semble que le foyer de sa chaleur n'est pas encore convenablement allumé ; cependant il n'existe qu'une très-faible différence. Ainsi, chez l'enfant de un à sept jours, le thermomètre marque 37,8 ; lorsqu'il est âgé de quatre mois, 37,21 ; chez le vieillard âgé de 72 à 95, 36,68. (Roger.) Cependant on peut dire que la résistance au froid est moindre chez l'enfant pendant les premiers mois à partir de sa naissance. Il faut l'entourer de vêtements qui le protégent contre le froid extérieur, et imiter la prévoyance de certains oiseaux, qui garnissent leurs nids de duvets, de plumes et de substances capables de défendre contre le froid le corps nu de leurs petits. On a remarqué que les oiseaux qui naissent dépourvus de plumes, et qui ont besoin de cette chaleur artificielle, sont précisément ceux dont la température propre est faible durant les premières semaines; tandis que ceux qui sont couverts de duvet, et qui ont au moment de leur naissance la température qu'ils auront durant toute leur vie, sortent presque aussitôt du nid pour aller chercher leur nourriture.

On devra redoubler d'attention afin que l'enfant, dans le premier mois, ne soit exposé à aucun refroidissement; ce serait bien à tort que l'on voudrait chercher à endurcir ses jeunes organes par des bains froids ou en les laissant découverts; il contracterait le germe de ces maladies qui éclatent plus tard. Pour un enfant qui résiste et qui devient robuste, mille autres succombent à la suite de ces épreuves maladroites et dictées par des conseils que l'hygiène réprouve.

Des recherches récentes prouvent que chez le vieillard, la température est un peu plus basse et la réaction plus faible. Aussi, le vieillard ne résiste-t-il pas aussi bien que l'adulte aux abaissements de température : sa chaleur s'épuise promptement et ne peut lui suffire; il recherche instinctivement ce qui peut l'entretenir ou en empêcher la déperdition.

La température de l'homme est un peu plus élevée en été qu'en hiver; dans les climats chauds que dans les climats froids ; à l'île de Ceylan, elle est plus haute qu'en Europe.

Résistance au chaud ; transpiration. Nous venons de montrer que le corps humain possède une température propre, et que l'évaporation des liquides l'empêche de s'élever. On nomme transpiration insensible ou *transsudation* l'écoulement lent et presque imperceptible de la sueur qui se fait sur la peau. Lorsque la chaleur vient à s'accroître par une cause quelconque, cette transpiration devient *sensible* et s'appelle *sueur ;* nous devons en dire quelques mots, puisqu'elle est le résultat constant de l'élévation de température.

Les quantités de liquide qui s'écoulent par la transpiration insensible, sont à celles que provoque la transpiration sensible, dans le rapport de 1 à 6, c'est-à-dire, que si on perd sept grammes de liquide en un temps donné, un est pour la transsudation, les six autres pour la sueur. On voit que la perte que fait le corps dans ce dernier cas est considérable.

Rien n'est si variable que la quantité de liquide que nous perdons par les deux transpirations ; la nourriture, la nature des boissons et des aliments, les vêtements, l'exercice surtout, etc., sont autant de conditions qui influent sur les pertes. Cependant on peut les évaluer à 1025 grammes environ en vingt-quatre heures ; on peut compter 900 grammes pour l'urine et les selles, la quantité des matières ingérées étant de 1860 grammes. Ce qu'il y a de plus positif dans les calculs que l'on a institués à l'effet de savoir combien l'homme perd par la sueur et les urines, c'est que les pertes par la transpiration dépassent de très-peu les pertes par les urines et les selles, du moins dans les climats tempérés ; elles deviennent prédominantes sur toutes les autres dans les climats chauds ; le contraire a lieu dans les pays froids.

Chez l'enfant, la transpiration est abondante ; la peau est très-perméable, et laisse passer facilement les liquides. La peau sèche et recouverte d'un épiderme difficile à traverser chez les vieillards, s'oppose en grande partie à cette évacuation ; aussi, l'émission des urines est-elle plus fréquente et le liquide expulsé est-il plus chargé de matières salines qui n'ont pu être rejetées par la transpiration. L'homme d'un tempérament sanguin ou lymphatique transpire plus abondamment que le bilieux et le nerveux.

La chaleur atmosphérique augmente la transpiration plus qu'aucune autre cause ; toutefois il ne faut pas croire que les pertes croissent dans la même proportion que les élévations de température. On trouve par exemple qu'à 20° centigrades les pertes ne sont que deux fois plus grandes, qu'à 0°. Ce sont surtout, les quantités d'humidité contenues dans l'air qui influent sur la sueur. Si elles sont considérables, la sueur sera réduite à son minimum, il n'y aura plus que la perte par transsudation qui continuera, mais avec abondance. Cet obstacle apporté à l'évaporation par l'humidité cause une sensation désagréable au corps, qui ne peut plus se débarrasser de la chaleur qui l'accable ; on dit alors que l'air est lourd.

Nous ne perdons pas les mêmes quantités de sueur à toutes les heures du jour et de la nuit. Pendant le sommeil, la transpiration augmente sans que l'on puisse attribuer ce phénomène à l'action des couvertures. Il importe que le corps conserve sa chaleur pendant ce temps, car le moindre refroidissement provoque des maladies. Le torticolis, les maux de gorge, les rhumes, le rhumatisme, prennent souvent naissance au moment où le corps en moiteur vient à recevoir l'action du froid. Combien d'autres maladies se développent également de la même manière!

La quantité de liquide qui s'écoule par la sueur est plus grande depuis le lever jusqu'à l'heure de midi ; aussi le corps doit-il être suffisamment protégé contre le froid durant ce temps ; à partir de midi les pertes décroissent sensiblement, quand on les calcule toutes les trois heures.

Après le repas et le frisson qui le suit, la

transpiration est plus abondante. L'homme qui se couche sans avoir pris de nourriture transpire trois fois moins que d'habitude.

La transpiration et l'afflux des liquides vers la surface cutanée ne sont pas les seuls effets que détermine le calorique ; il en est d'autres qui ont une influence aussi directe sur la santé.

Lorsque la chaleur est peu intense et qu'elle dure depuis peu de temps, l'appétit est plus vif ; bientôt il diminue. L'homme éprouve du dégoût pour les viandes et les aliments fades ; il désire les fruits acides et sucrés, les boissons fraîches et aqueuses. Souvent, loin d'écouter ce besoin instinctif qui le porte à diminuer la quantité de ses aliments et leurs propriétés excitantes, il veut relever ses forces, qu'il croit abattues, à l'aide de boissons vineuses et de liqueurs fortes. Des maladies graves viennent l'avertir trop tard de l'erreur qu'il commet trop souvent à l'instigation de ceux qui lui vantent un pareil régime. Tous les jours, des milliers d'Européens, qui vont s'établir dans les pays chauds, succombent pour avoir méconnu l'impulsion naturelle qui les portait à vivre frugalement et de substances végétales.

La respiration s'accélère, mais les muscles de la poitrine affaiblis, aussi bien que ceux des autres parties du corps, soulèvent avec moins de force les parois de la poitrine ; ce qui fait que les inspirations sont moins profondes. Le pouls s'accélère ; le sang circule plus vite dans les vaisseaux et pénètre surtout ceux qui rampent sous la peau ; les veines deviennent saillantes et très-visibles ; les yeux et tout le visage s'injectent, il résulte de cette congestion, à la surface du corps, une disposition aux hémorragies. On les voit survenir par les organes de la génération chez les femmes, par les piqûres de sangsues. Cette excitation de la peau explique pourquoi les maladies de l'enveloppe cutanée sont si fréquentes dans les pays chauds (lèpre, éléphantiasis, etc).

Il semblerait que l'absorption des miasmes devrait être plus difficile avec un tel concours de circonstances ; mais il faut observer que le moindre refroidissement donne une activité très-grande à l'absorption ; aussi, est-ce surtout le soir ou dans la nuit que les maladies pestilentielles prennent naissance dans les pays chauds.

On a attribué à la chaleur la sécrétion de la graisse dont se chargent les tissus de quelques peuplades africaines (Hottentots, Boschimans). Cet état d'embonpoint est assez général dans plusieurs pays chauds, où il est considéré comme une beauté. Il est du à l'oisiveté, à l'usage des bains et à d'autres causes que la chaleur, car celle-ci empêche plutôt la sécrétion de la graisse et amaigrit le système musculaire dont les faisceaux sont en général, assez grêles. L'urine est moins copieuse, la transpiration au contraire fort active ; l'urine chargée de sels alcalins dégage rapidement une odeur ammoniacale ; elle est épaisse, fortement colorée et peu aqueuse.

Les organes des sens sont vivement excités ; ils demandent à être exercés sans cesse. On recherche tous les objets propres à les satisfaire, la musique, les odeurs, les épices, la stimulation que produisent les parfums, les frictions, le massage. Bientôt la sensibilité s'émousse, il faut alors recourir à des stimulants plus énergiques ; il faut, pour l'Arabe ou l'Indien épuisés, des boissons enivrantes, de fortes doses d'opium, des masticatoires irritants, tels que des mélanges de chaux et de bétel, de cannelle, de zédoaire, de piment et d'autres plantes. Les facultés intellectuelles s'enrichissent des images nombreuses et brillantes qui donnent aux compositions des habitants des contrées méridionales ce cachet qui les fait aisément reconnaître. Descriptions exagérées, souvent fantastiques, et toutes parées de fleurs ; poésies riantes, sentencieuses, remplies d'images, voilà ce qu'on retrouve dans les œuvres littéraires des Orientaux à la production desquelles l'influence du calorique prend une certaine part. La religion y est toute contemplative ; les peuples choisissent surtout l'objet de leur culte parmi les corps de la nature, et attendent dans l'autre vie la satisfaction des sensations qui leur paraissent encore trop restreintes ici-bas.

Si la température est modérée, l'exercice musculaire se fait avec liberté; mais si elle augmente, la contraction des muscles devient véritablement douloureuse; on tombe dans un état de langueur et d'anéantissement marqué. C'est alors, dit un auteur qui a fait de très-bonnes observations sur les pays chauds (M. Rochoux), que l'homme, incapable d'un travail régulier et soutenu, ne fait plus rien que par saccades. De l'apathie à l'extrême activité, de l'indolence à l'emportement, il n'y a qu'un pas. De là résulte sans doute le caractère ambitieux et remuant des méridionaux, leur désir insatiable de commander, le despotisme qu'ils veulent exercer sur les autres. Lorsque l'action de la chaleur a une assez longue durée, les forces musculaires diminuent. Le voyageur Pérou, qui a mesuré, à l'aide du dynamomètre, le degré de force des différents peuples de l'Inde et des îles environnantes, a trouvé qu'elles étaient inférieures à celles des marins français, dont il essaya comparativement la force.

On peut résumer les effets généraux de la chaleur en disant qu'elle appelle à la surface du corps une grande quantité de liquide; qu'elle affaiblit l'activité des fonctions digestives et de l'intestin, tandis qu'elle excite le système nerveux, lui donne une énergie insolite, qui se termine assez souvent par une faiblesse marquée.

CHALEUR ARTIFICIELLE.

La chaleur qui nous vient des foyers que nous allumons pour suppléer au défaut ou à la diminution de la chaleur solaire, agit d'une manière moins favorable que celle-ci. Comme elle n'est pas aussi également distribuée, elle irrite fortement les parties de la peau qui y sont exposées habituellement. C'est ainsi que l'on voit les jambes des personnes qui se chauffent à de grands foyers se couvrir d'écailles, de dartres, d'éruptions furfuracées. La peau des jambes et des cuisses acquiert une couleur brune, chez les femmes qui reçoivent continuellement la chaleur d'une chaufferette placée sous elles. Le principal inconvénient des cheminées et surtout des poêles, est de fournir une chaleur sèche et irritante, qui porte à la tête, dessèche la gorge, les yeux, et produit une sueur partielle au visage ou aux membres, sans que les pieds et les mains se réchauffent dans la même proportion. Il faut prévenir ces accidents en ayant soin d'entretenir une certaine humidité dans l'air, à l'aide d'un vase à large ouverture et rempli d'eau.

DU FROID SEC.

Résistance au froid. Le froid modéré est, pour l'habitant de la France, celui qui ne dépasse pas cinq degrés au-dessous de zéro. Nous pourrions étudier les effets des différents degrés de froid ; mais pour éviter toute redite, nous ne décrirons que ceux qui dépendent d'un abaissement assez considérable de la température.

Tous les tissus qui entrent dans la composition de notre corps ne conduisent pas également la chaleur. Il y a dans les corps vivants, comme dans les corps inanimés, de bons et de mauvais conducteurs. Les ligaments, les tendons, les os, les cartilages, et les parties qui en sont formées, comme les mains, les pieds, le nez, les oreilles, sont de bons conducteurs, parce qu'ils sont d'une texture serrée, et imbibés de peu de liquide. Aussi se réchauffent-ils et se refroidissent-ils avec la même promptitude, et sont-ils plus exposés que les autres à la congélation. La malheureuse campagne de Russie a offert de nombreux exemples de ces congélations ; le nez, les oreilles, les pieds étaient les organes que le froid frappait de préférence. Les tissus mauvais conducteurs qui préservent le mieux le corps de l'homme, sont ceux qui contiennent une grande quantité de liquides ; la physique nous apprend qu'ils conduisent très-mal le calorique. Le corps humain est donc heureusement organisé sous ce rapport, car la quantité des humeurs dépasse de beaucoup celle des solides, et tous les organes en renferment une très-forte proportion. La graisse qui se dépose sous la peau est un des corps les plus mauvais conducteurs, aussi est-elle abondante chez un grand nombre d'animaux qui vivent dans les climats froids, et s'endorment aux approches de l'hiver, comme la marmotte, le loir, etc. Les vaisseaux viennent puiser dans cette graisse la nourriture dont l'animal est privé durant tout le temps de son sommeil; lorsqu'il se réveille, à la fin de la saison rigoureuse, il est dans un état de maigreur fort prononcé.

Nous venons de voir à l'aide de quelle disposition physique les tissus vivants résistent à l'action du froid. Cependant, comme la température du corps est toujours supérieure à celle de l'atmosphère, il lui cède de son calorique, et dès lors, il faut qu'il ait en lui une source intarissable de chaleur. Elle procède de la respiration, de la circulation, de la digestion, de l'action du système nerveux et de tous les mouvements de composition et de décomposition qui se passent dans les tissus; la conséquence de cette chimie vivante est la production continuelle de chaleur. Les hommes ne résistent pas au même degré à l'action du froid. Les uns, après avoir été exposés à un froid assez vif, reprennent la température qu'ils avaient auparavant; les autres en acquièrent une plus élevée ; dans une troisième classe sont placés ceux qui, après avoir subi un abaissement de température, ne se réchauffent qu'incomplétement, et conservent une température plus basse que celle qu'ils avaient avant d'avoir éprouvé le froid. Cette dernière disposition est défavorable à la santé, puisqu'elle annonce que les sources de la chaleur ne sont pas assez actives pour subvenir aux pertes qui ont lieu. Les hommes sensibles au froid sont ceux de la première et de la troisième classe ; ceux de la seconde résistent mieux que les autres à l'action du froid.

La respiration se ralentit d'abord sous l'influence d'un froid modéré, s'accélère lorsqu'il devient plus vif; enfin se ralentit de nouveau lorsqu'il est excessif. On a pu observer ces différents phénomènes sur les animaux soumis à un froid de plus en plus marqué, et sur les hommes qui périrent pendant la retraite de Moscou. La mort ne tarde pas à survenir quand le ralentissement de la respiration est porté un peu loin. Le poumon est une des principales sources de la chaleur du corps ; si elle vient à tarir ou à diminuer, la vie s'éteint.

La circulation est énergique, le cœur envoie dans tous les canaux un large flot de sang, qui va répandre la chaleur et la force. Le froid ayant surtout pour effet de chasser les liquides de la surface du corps pour les refouler à l'intérieur, le cœur, le poumon, les intestins et tous les vis-cères contenus dans le ventre et dans la poitrine reçoivent une quantité plus considérable de sang.

L'appétit est très-vif, la digestion se fait avec une grande rapidité ; aussi les habitants des pays froids sont-ils plus grands mangeurs que ceux du midi ; ils recherchent les viandes et les substances alimentaires les plus riches en principes nutritifs, les boissons vineuses et alcooliques, les boissons fermentées amères, qui les aident à digérer. Cette influence du froid sur la digestion est très-sensible chez les hommes qui passent des climats chauds dans les contrées du nord. Les marins qui entre-prennent un voyage dans les mers septentriona-les sont obligés de charger sur leurs navires une quantité plus grande d'aliments, et surtout de viande et de boissons vineuses, que quand ils na-viguent vers l'équateur.

Les organes chargés de rejeter au dehors les matières qui ont servi à la nutrition doivent être et sont en effet dans une grande activité, puisque la proportion des aliments ingérés est très-grande.

Le froid modéré est assez favorable à l'exercice de l'intelligence. S'il se prolonge ou devient très-intense, le cerveau tombe dans un état d'engour-

dissement et de torpeur qui anéantit presque toutes les facultés intellectuelles ; c'est donc à tort
que l'on a prétendu que le froid excitait les fonctions du cerveau. Le mouvement, les exercices
du corps tels que la marche, la course, la chasse,
tout ce qui est capable de favoriser le développement de la chaleur, devient une nécessité pour
l'homme qui vit dans un pays froid. Un besoin
instinctif le porte à changer continuellement de
place, afin que le froid ne vienne pas le saisir.
Aussi voit-on les habitants des terres polaires et
les montagnards des climats tempérés faire de la
chasse une de leurs occupations habituelles. Parmi
les Hollandais qui arrivèrent les premiers au Spitz-
berg, ceux qui restèrent auprès du feu périrent de
froid, les autres échappèrent à la mort par un
exercice soutenu.

Lorsque le thermomètre descend à 20° ou
30° cent., le froid produit des effets désastreux.
Dans la Sibérie, le froid est quelquefois à 37°
au-dessous de 0, il est même descendu à 70° cent.
Maupertuis, un des académiciens chargés de
mesurer l'arc du méridien dans le Nord, rapporte qu'étant à Tornéa par 65° de latitude boréale
il voyait, lorsqu'il ouvrait la porte de sa chambre,
la vapeur chaude qui y était contenue se convertir
en un tourbillon de neige, à l'instant même où
elle était frappée par le froid extérieur. Il arrive

souvent que l'alcool le plus pur se solidifie; on est obligé de le briser à coup de hache. Le thermomètre à alcool se gèle et ne peut plus servir aux expériences.

Un des effets les plus terribles du froid est la congélation. D'abord la peau se gerce, se fendille, se crevasse sur les lèvres et laisse transsuder le sang ; les pieds, les mains, irrités par l'action pénétrante du froid, se couvrent d'engelures, et finissent par être frappés de mort. Le nez, les oreilles, les doigts des pieds, où le refroidissement arrive plus vite, sont par cela même les premières parties qui se gangrènent. Ce n'est pas le froid qui détermine toujours des accidents aussi graves, mais souvent le passage d'une température très-basse à une plus élevée. La sanglante bataille d'Eylau a présenté ces diverses conditions réunies ; quelques jours avant le combat, le thermomètre était descendu a 15° au-dessous de 0 ; pendant les 5, 6, 7, 8 et 9 février, on n'observa aucune congélation, quoique les soldats fussent restés dans la neige exposés à un froid très-vif ; mais dans la nuit du 9 au 10 la température s'étant tout à coup élevée à 3° ou 4° au-dessus de 0, le dégel survint, et un grand nombre de soldats eurent les pieds et les mains gelés.

La congélation n'est pas le seul mal que produise le froid ; les tristes épisodes de la campagne

de Russie nous en ont malheureusement révélé
d'autres. Les soldats qui marchaient au milieu
de la neige s'affaiblissaient ; ils chancelaient sur
leurs jambes comme des hommes pris de vin ;
leurs yeux s'obscurcissaient à la lumière ; leur
visage pâlissait. Ils suivaient encore dans cet état
les colonnes de l'armée, conduits par la main de
leurs camarades qui les soutenaient ; mais bientôt
leur marche devenait impossible. Malheur à ceux
qui, excédés de fatigue, se couchaient dans la neige
et s'abandonnaient au sommeil ; ils étaient prompte-
tement saisis par la congélation et passaient sans
s'en apercevoir d'un état d'engourdissement lé-
thargique à la mort. Souvent les humeurs de l'œil
se congelaient : lorsqu'on portait le doigt sur les
chairs, on brisait de petits glaçons qui s'y étaient
formés.

On eut aussi plusieurs fois occasion de voir les
soldats qui tombaient sur la route frappés par le
froid, jeter du sang ar le nez et par la bouche.
Chez d'autres (affreux spectacle à voir) ce liquide s'écoulait des yeux et se répandait en larmes sur les joues. Ce fut surtout au passage
meurtrier de la Bérésina, et pendant notre dé-
route, depuis ce fleuve jusqu'à Smolensk, Kras-
noë et Wilna, que l'on eut occasion d'observer les
effets terribles d'un froid qui ne cessa d'augmenter depuis le combat de la Bérésina. Le thermo-

mètre descendit jusqu'à 24° au dessous de glace.

La mort des transis n'est pas toujours accompagnée de souffrances et d'angoisses aussi vives : il paraît même, suivant le récit de quelques voyageurs, qu'elle serait précédée de sensations agréables. Bank et Solander, qui suivirent le capitaine Cook dans son premier voyage autour du monde, ayant relaché à la Terre de Feu, y éprouvèrent un froid excessif ; plusieurs matelots étant descendus à terre s'endormirent et moururent. Solander lui-même raconte qu'un penchant irrésistible au sommeil s'étant emparé de lui, il voulut s'y abandonner, et refusa de retourner au vaisseau, préférant une mort douce et pleine de volupté aux douleurs violentes que lui causaient la marche. Cette torpeur lui faisait oublier le danger auquel il s'exposait ; on fut contraint de l'entraîner avec violence, afin de le soustraire à la mort.

Les moyens les plus capables de défendre le corps contre le refroidissement sont l'exercice musculaire et le mouvement, une bonne nourriture, les liqueurs fermentées, des vêtements chauds, surtout durant la nuit, enfin la chaleur artificielle. Les hommes d'une constitution robuste, d'un tempérament sanguin, et qui sont habitués au froid, supportent mieux les températures rigoureuses que les individus faibles, convalescents, d'une constitution nerveuse ou bilieuse, que les femmes et surtout les enfants.

Le froid est l'ennemi le plus redoutable des enfants ; on a prouvé à l'aide de relevés statistiques fort intéressants, qu'il en périssait un plus grand nombre dans les départements du nord de la France que dans les départements du midi, et plus pendant l'hiver que pendant l'été (MM. Villermé et Petit). On ne saurait trop s'élever contre l'obligation imposée par la loi de faire transporter à la mairie tous les enfants qui viennent de naître, afin de dresser leur acte de naissance. On a vivement attaqué et avec juste raison cette prescription malheureuse qui fait tous les jours de nombreuses victimes, et qui pourrait être remplacée par des mesures administratives mieux appropriées à la santé des jeunes enfants.

Cette action désastreuse du froid sur l'enfant doit faire proscrire les bains froids et le baptême à l'eau froide. Toaldo, astronome de Padoue, a signalé les inconvénients de ces affusions froides ; il rapporte à cette cause la mortalité plus forte chez les enfants chrétiens à Padoue et à Vérone que chez les juifs. Elle était de 2/5 chez les premier et de 1/5 chez les seconds, bien que ces derniers fussent soumis, au moment de leur naissance, à une opération douloureuse (circoncision). On a aussi remarqué que la mortalité est moindre dans les maisons d'accouchement, où l'on entoure les enfants de précautions infinies pour les empêcher d'avoir froid, comme dans l'hôpital d'accouchement de Leipsig.

EFFETS DE LA CHALEUR ET DE L'HUMIDITÉ RÉUNIES.

(AIR CHAUD ET HUMIDE.)

L'air le plus sec contient toujours une certaine quantité d'eau, dont la présence est indispensable pour que la vie se soutienne. L'air chaud et sec contient plus d'eau que l'air froid et sec. L'eau répandue dans l'air est due aux pluies et à l'évaporation continuelle qui s'effectue à la surface des fleuves et des mers. Lorsque la pression de l'air diminue et que la chaleur augmente, l'évaporation est plus rapide ; par une chaleur moyenne de 9+0, dans la zone tempérée que nous habitons, l'évaporation est de 414 lignes par an : dans la zone torride, à Cumana, sur les bords de la mer des Caraïbes, elle est par une chaleur moyenne de 22°+0, de 1237 lignes. Il existe donc une grande différence, sous le rapport de l'humidité atmosphérique, entre les diverses régions du globe.

L'appétit est-très faible, les digestions lentes, la soif presque nulle, la respiration difficile ; souvent même il y a une véritable oppression, parce que les particules d'eau qui s'introduisent avec l'air dans la poitrine gênent les fonctions dévolues aux poumons. La circulation est faible et ralentie ; le pouls large, les selles et les urines abondantes, en raison de la grande quantité d'eau qui pénètre dans l'économie par l'absorption ; la peau se couvre de sueurs. L'impression pénible, ainsi que le malaise général et la faiblesse que l'on éprouve font dire que l'air est lourd. L'homme placé dans une atmosphère aussi malsaine y contracte une constitution molle et lymphatique ; c'est sans doute en raison de cette humidité jointe à la chaleur, que l'on trouve dans certaines parties de l'Égypte des enfants scrofuleux, rachitiques ; l'humidité qui s'exhale sans cesse du Nil et des terrains inondés est une des principales causes de ces accidents. La mortalité est plus grande dans les pays humides et chauds que dans les autres. M. Moreau de Jonnès a observé qu'à la Martinique et à la Guadeloupe la mortalité était moindre en février et en juin, parce que la température est sèche, qu'aux autres temps de l'année. Elle s'accroît avec la chaleur et l'humidité en août et septembre.

EFFETS DU FROID ET DE L'HUMIDITÉ.

(AIR FROID ET HUMIDE.)

L'air froid et humide renferme moins d'eau que l'air chaud et humide ; voici dans quelles circonstances l'homme est environné d'une atmosphère ainsi chargée d'eau. Les villes situées dans des bas-fonds, et au-dessous du niveau des fleuves qui les avoisinent (Hollande), celles construites sur des terrains de première formation, ou de transport, comme la Nouvelle-Orléans. Toutes ces localités sont malsaines en raison de la vapeur d'eau qui les couvre dans presque tous les temps de l'année. On retrouve la même humidité dans les villes qui s'élèvent au milieu des rivières des marais, ou des lacs, ou dans des îles d'un petite étendue. Nous devons faire observer que l'humidité froide est moins nuisible à la santé que l'humidité chaude, parce que celle-ci est toujours mêlée à des particuies de nature végétale ou animale, qui, suspendues dans l'eau des marais ou des lacs, se putréfient avec une grande promptitude. Il en résulte des miasmes dont l'influence délétère se fait sentir sur l'homme, même à une grande distance des lieux où ils se sont développés.

L'air froid et humide cause une impression dé-

sagréable à la surface de la peau ; la respiration
est gênée, l'appétit diminue, les digestions lan-
guiraient si l'habitant des pays froids et humides
ne prenait soin de les faciliter à l'aide des boissons amères, vineuses et alcooliques. Les urines
et les selles sont plus abondantes ; l'absorption
cutanée augmente. L'intelligence languit ou du
moins elle n'a plus cette activité qui brille chez
les hommes des pays chauds ; mais, par contre,
le cerveau devient plus capable de méditations
profondes sur les sciences naturelles et la phi-
losophie. Sous l'influence de l'humidité froide,
la constitution tend à devenir molle et lymphatique ; la peau prend une teinte blafarde ; les
membres s'arrondissent et les membranes qui
tapissent le nez, la bouche, les conduits aériens,
sécrètent une plus grande quantité de liquide ;
de là, une disposition à contracter les rhumes et
les maladies de nature catarrhale. Un des meilleurs moyens pour se préserver de ces affections,
est l'usage de vêtements de laine immédiatement
appliqués sur la peau, les frictions sèches sur
tout le corps, et surtout l'exercice musculaire.
Ces soins sont surtout utiles à l'enfant qui passe
les premières années de son existence dans une
atmosphère humide ; malheur à lui si ses parents
ignorant les règles de l'hygiène, n'ont pas l'attention de le sortir de cette humidité, ou du

moins d'en diminuer l'influence nuisible! Il ne tardera pas à être affecté de scrofules, de maladies de poitrine, d'ophthalmies, etc.

DE LA LUMIÈRE.

La lumière solaire produit trois ordres différent de phénomènes : 1° elle cause une élévation variable de température; 2° exerce une action chimique sur les corps; 3° provoque dans l'œil la sensation de lumière ou la vision. Voici les principaux effets de l'influence solaire.

La peau se fonce en couleur comme chez les habitants de l'Asie, qui ont une teinte cuivreuse fort prononcée. Le même changement a lieu chez l'Européen qui s'établit dans un climat chaud. Les peuples qui sont privés de la lumière solaire une grande partie de l'année, comme les Lapons, les Esquimaux, les Samoyèdes et ceux qui vivent sous les pôles, nous présentent une peau pâle, décolorée et même d'un blanc de lait; on trouve parmi eux un assez grand nombre de ces hommes à peau pâle et blanchâtre, à cheveux blancs, que l'on connaît sous le nom d'albinos; ils ont en même temps l'iris peu coloré et tel qu'on le trouve chez les lapins blancs. L'influence de la lumière ne se fait pas sentir seulement sur la peau; M. de Humboldt croit qu'elle

contribue à donner au corps des proportions régulières et la plus belle forme possible. Il a remarqué, dans son voyage aux terres équinoxia-
les, qu'on ne rencontrait aucun individu mal con-
conformé parmi les Mexicains, les Péruviens,
les Caraïbes, qui se distinguent entre tous les
peuples par la beauté du corps. Des expériences ingénieuses faites dans ces derniers temps
prouvent, de la manière la plus évidente, que l'on
peut arrêter le développement de certains animaux
en les empêchant de recevoir les rayons solaires :
leurs organes, leurs membres peuvent bien recevoir une grande quantité de liquide, ils peuvent
augmenter de volume, mais ils n'offrent pas la
vigueur et les belles proportions que peut seule
donner la lumière du soleil. On observe les
mêmes effets sur les plantes que l'on enferme dans
l'obscurité, afin qu'elles se gorgent de fluides
aqueux, et que leur tissu plus tendre puisse servir à la nourriture de l'homme. N'est-ce pas encore le même effet que l'on cherche à déterminer
sur les animaux, quand pour les engraisser et
les faire servir à satisfaire la voracité de l'homme,
on les plonge dans des prisons obscures où ils ne
conservent que la liberté de manger ? Ces tor-
tures, imposées aux animaux par l'homme, nous
montrent combien sont profondes les modifications
que la lumière apporte dans la santé. De là aussi,

découlent des préceptes d'une haute importance pour la santé des enfants.

A cette époque de la vie, la lumière est plus né-cessaire qu'à tout autre âge, parce que, les or-ganes en voie de formation ont besoin de l'exci-tation régulière et normale que leur apportent les agents extérieurs et surtout le soleil, qui agit d'une manière si puissante sur tous les tissus. En le privant de cette stimulation vivifiante, en l'élevant dans une chambre obscure, mal aérée, humide, ou dans les rues étroites et ténébreuses de nos grandes villes, on ne tarde pas à le voir, lors même qu'il a apporté en naissant une excellente constitution, dépérir et contracter la maladie scrofuleuse, cette plaie hideuse de notre civilisation. Hâtez-vous, s'il en est temps encore, de l'envoyer à la campagne respirer l'air, et re-cevoir le soleil qui lui manque. Beaucoup de pa-rents connaissant mal les lois de l'hygiène, croient pouvoir parer à cette privation de lumière, à l'aide d'une nourriture succulente, d'une cha-leur artificielle, de soins de propreté et de toutes les attentions que leur suggère une tendresse mala-droite. Rien ne peut remplacer l'action du soleil. Au lieu de chercher par toutes sortes de moyens à rétablir la santé de leurs enfants, ils n'ont qu'à les envoyer au milieu de ces agriculteurs robustes qui baignent dans la lumière. Lycurgue voulait

que les enfants fussent élevés à la campagne jusqu'à l'âge de cinq ans. Ce conseil donné par le
sage législateur de Lacédémone convient mieux
encore aux nations modernes, et aux habitants
de nos villes, ces vastes tombeaux où viennent
s'ensevelir tant de générations d'hommes déci-
més par la maladie.

La lumière solaire est avantageuse au conva-
lescent et surtout au vieillard. Un vieil adage dit
que le vieillard est deux fois plus vieux en hiver
qu'en été, voulant ainsi faire entendre que la soustraction des rayons solaires le prive de l'excitation
nécessaire à tous ses organes. Les Grecs connaissaient très-bien les effets salutaires de l'insolation.
Ils avaient au-dessus de leur maison une plate-
forme où les vieillards allaient s'exposer pendant
plusieurs heures à la chaleur du soleil.

La constitution de l'adulte étant plus robuste,
lui permet de résister à l'influence funeste qui
résulte pour lui de la diminution des quantités
de lumière. Les personnes qui sont nées aux Indes
ou en Afrique et qui viennent habiter une contrée brumeuse, l'Angleterre par exemple, sont
exposées à contracter la maladie scrofuleuse.
(Buchan.)

DE L'ÉLECTRICITÉ.

L'électricité est un fluide répandu dans l'atmosphère, où il existe toujours en quantité variable; l'humidité lui livre facilement passage et lui permet de s'écouler dans la terre, son réservoir commun. Il est plus abondant lorsque l'air est sec, parce qu'il ne peut se dissiper, en raison des propriétés peu conductrices de l'air sec. On ressent aussi plus vivement les effets de l'électricité pendant les orages, parce qu'elle se produit en plus grande abondance dans l'atmosphère, et se transmet plus promptement à nos organes à cause de la couche d'humidité qui nous environne. Les parties qui conduisent le mieux le fluide électrique sont les nerfs et le système musculaire. On sait que les personnes chez lesquelles le système nerveux est prédominant, éprouvent une excitation toute particulière aux approches des orages. Les femmes, les enfants, les tempéraments nerveux sont en quelque sorte des instruments délicats, qui accusent les moindres quantités de fluide électrique. Les personnes ainsi constituées ressentent dans tous les membres une inquiétude qui ne cesse qu'après l'orage ; souvent des maux de tête, des migraines, des envies de vomir, de l'accablement, des attaques de nerfs se manifestent chez les sujets en proie à quelques affections nerveuses ; des douleurs se développent quelquefois dans les membres des individus qui ont été atteints de rhumatismes et dans les cicatrices des anciennes blessures. Il semble qu'en vertu d'une prédisposition, leurs tissus sont impressionnés par les moindres quantités de fluide électrique. Certains oiseaux de mer, tels que les mouettes, les frégates, les martinets, sont aussi très-sensibles à l'impression de cet agent; on les voit, longtemps avant l'orage, gagner les rochers qui bordent la mer, afin de se mettre à l'abri de la tempête; les matelots connaissent ce signe avant-coureur et il est rare qu'ils soient trompés dans leurs prévisions.

Il est impossible de nous soustraire entièrement à l'action de ce fluide, qui est d'ailleurs nécessaire à la santé (M. de Humboldt); mais on peut empêcher les effets désastreux qui résultent de son accumulation trop grande et trop rapide, à l'aide des paratonnerres. Tout le monde sait qu'on met les habitations à l'abri de la foudre, en les recouvrant de ces instruments disposés à vingt mètres de distance les uns des autres. Les longues barres de fer qui les constituent ayant une de leurs extrémités terminée en pointe et l'autre en communication avec le sol par une longue chaîne, laissent facilement écouler le fluide électrique qui vient des nuages, et fait irruption sur les édifices.

On donne le nom de foudroiement au passage violent et subit de l'électricité d'un corps dans un autre. L'homme est foudroyé lorsque l'électricité d'un nuage venant à passer sur sa tête, cette électricité pénètre brusquement dans son corps. Il peut encore être foudroyé lorsqu'étant dans une maison, l'électricité la traverse ainsi que son corps ; enfin, il peut être foudroyé sans être touché par la foudre et par la seule combinaison ou la séparation trop rapide des deux électricités vitrée et résineuse. On appelle *choc en retour* cette action exercée par *l'influence* d'un nuage qui perd tout à coup son électricité.

Les précautions qu'il convient de prendre pour éviter le foudroiement, sont de ne pas se mettre à l'abri sous des arbres en temps d'orage ; de gagner au contraire la plaine ; de ne pas se réfugier sur des endroits élevés, sur des montagnes qui sont souvent foudroyées ; de ne pas sonner les cloches ; d'éviter de se mettre dans un courant d'air, auprès des cheminées et des corps métalliques. On a calculé que dans les trente-trois dernières années du dix-huitième siècle, la foudre avait frappé 386 clochers et tué 121 sonneurs. On sait les ravages terribles que cause souvent la foudre. Le 11 juillet 1819, tandis qu'on sonnait les cloches dans l'église de Château-Vieux, la foudre tua 9 personnes et en blessa 82. En 1828, dans l'église de Maisoncelle-le-Jourdan (Calvados), la foudre étant tombée tandis que tous les habitants y étaient réunis, 13 personnes furent tuées, 6 moururent sur le coup, 150 furent blessées. Les autorités doivent donc empêcher de sonner les cloches pendant les orages. On voit maintenant un grand nombre d'églises surmontées de paratonnerres ; on ne saurait trop applaudir à cette utile réforme dans les anciens préjugés.

DES VENTS.

Les vents sont des mouvements plus ou moins rapides que l'on observe dans l'air atmosphérique. On n'en connaît pas encore bien toutes les causes. Les uns soufflent dans une direction constante ; ce sont les *vents alisés ;* les autres dans une direction spéciale pendant un certain nombre de mois ; ce sont les *vents périodiques* tels que ceux qui règnent dans la mer des Indes et qu'on appelle *moussons. Les brises* de mer et de terre sont des courants qui s'établissent à certaines heures du jour et de la nuit sur les bords de la mer. Enfin les *vents irréguliers* n'ont pas de direction constante. Les vents agissent sur le corps de l'homme par les qualités de l'air qu'ils apportent ; le *chamsin* qui vient de l'intérieur de l'Afrique et traverse d'immenses déserts couverts de sable, amène une chaleur sèche et étouffante qui brûle en un instant les arbres situés sur son passage, et fait périr l'homme et les animaux. Si le vent a parcouru les mers ou des pays couverts d'eau, il est très-humide et froid en même temps. En France, les vents qui nous viennent de l'ouest sont toujours chargés de vapeur d'eau : ceux du nord sont froids, ceux du midi très-chauds.

Le vent agit encore par la rapidité de sa marche. Sa vitesse ordinaire dans notre pays est de cinq à six mètres par seconde. Les moulins cessent de moudre le blé quand la vitesse du vent est moindre que de 4 mètres. La rapidité du vent sensible est de 3,600 mètres par heure; du vent fort, de 36,000 ; de la tempête, 81,000 ; de l'ouragan, 129,600 ; plus violent encore, de 162,000.

VARIATIONS DE LA TEMPÉRATURE ATMOSPHÉRIQUE.

Les variations de température sont très-funestes à la santé ; mais comme elles n'agissent que par le froid ou le chaud, le sec et l'humide, nous ajouterons peu de chose à ce que nous avons déjà dit. Si par exemple, on passe subitement d'un air chaud dans un air froid, on éprouve tout à coup les effets que détermine celui-ci ; la sueur cesse de couler à la surface de la peau ; les fonctions des organes intérieurs, celles du poumon en particulier, acquièrent une plus grande activité, et si le froid est un peu plus vif, il en résulte des rhumes ou des fluxions de poitrine. La maladie arrive, non pas comme on le croit communément parce qu'il y a *sueur rentrée*, mais parce que le poumon et les organes intérieurs qui étaient tout à l'heure moins actif, sont contraints de déployer tout à coup une grande énergie. De là, une fatigue et des maladies pour le poumon et les autres viscères intérieurs.

Le passage du froid au chaud a moins d'inconvénients; il produit cependant des congestions à la tête, des sueurs abondantes, souvent des envies de vomir. On sent un assez grand malaise lorsqu'on vient du dehors et qu'on entre dans une salle fortement chauffée. Du reste, comme il est impossible que l'homme puisse toujours vivre dans une atmosphère à température constante, il faut que, dès ses jeunes années, il s'habitue à passer du chaud au froid, et *vice versâ*. Personne n'ignore que les individus les plus exposés à contracter des maladies par cause extérieure, sont ceux qui vivent dans un appartement très-chaud d'où ils sortent rarement. La température, qui est douce et chaude pour les autres, leur semble un froid glacial. L'économie d'ailleurs a besoin d'être exercée en quelque sorte à résister aux vicissitudes de l'air.

DES SAISONS.

La détermination des saisons ne se fait pas, en

hygiène, de la même manière qu'en astronomie. L'*hiver* comprend les mois de décembre, janvier et février, et le jour le plus froid est ordinairement dans le milieu de janvier. Le *printemps* se compose des mois de mars, avril et mai; l'*été*, des mois de juin, juillet et août; l'*automne*, de septembre, octobre et novembre. La température la plus chaude est vers le 25 juillet, et les températures moyennes se trouvent le 24 avril et le 21 octobre.

La saison agit sur la santé de l'homme par l'influence de la chaleur et de l'humidité qui sont prédominantes. Ainsi, un été froid ou humide agit à peu près de la même manière que le printemps ou l'automne, et les maladies de l'homme et des animaux sont presque les mêmes. Pour comprendre les véritables effets de la saison, il faut donc consulter surtout le thermomètre et l'hygromètre. Il résulte de relevés nombreux, que la plus grande mortalité chez les nouveau-nés et les enfants d'un an s'observe pendant l'hiver; qu'il en est de même pour les vieillards. La *chute des feuilles* n'est pas aussi funeste aux maladies chroniques de poitrine qu'on le croit généralement; la *pousse des feuilles* l'est au moins autant. Les saisons exercent aussi un grand empire sur le développement de la folie. Elle va en augmentant de fréquence de l'hiver à l'été, et

le mois de juin est celui qui en offre le plus
d'exemples.

DES VICIATIONS DE L'AIR.

L'air ne conserve pas toujours sa pureté naturelle. Dans les grandes villes et dans les lieux où
se trouvent des établissements industriels, il
est souillé à chaque instant par des corpuscules
qui y sont tenus en suspension et proviennent de
sources très-différentes. Les uns se dégagent des
matières animales en voie de décomposition ;
telles sont les émanations qui viennent des égouts,
des ruisseaux, des fosses d'aisance, des voiries,
des boyauderies, des abattoirs, des cimetières ;
les autres sont des émanations fournies par les
matières végétales qui pourrissent dans les marais, les rizières, les rouissoirs, à l'embouchure
des grands cours d'eau : on les appelle *miasmes*
ou effluves. Les substances végétales peuvent
être, dans l'air, à l'état de poussière, comme
dans les féculeries, les boulangeries ; d'autres fois,
les poussières sont de nature minérale comme
celles qui se dégagent dans les mines, les ardoi-
sières, les fabriques de blanc de plomb, de mi-
nium, dans les ateliers où l'on taille le silex, où
l'on repasse les aiguilles, les couteaux, etc.

Les miasmes les plus redoutables sont ceux

des marais; ils causent les maladies les plus graves et une redoutable dépopulation parmi les habitants de la Sologne, de la Bresse, de la Camargue et dans un très-grand nombre de contrées du globe, surtout à l'embouchure des fleuves et partout où les eaux sont stagnantes et enlevées en grande partie par l'évaporation, surtout pendant les chaleurs de l'été. La libre circulation des eaux et l'assainissement des localités ravagées par la fièvre intermittente constituent les seuls moyens de prévenir le développement des maladies.

On a pendant longtemps considéré comme très-nuisibles et presque comme mortelles, les émanations qui se dégagent des matières animales en putréfaction. Cependant, sans les croire aussi innocentes qu'on l'a prétendu depuis, il faut reconnaître la vérité des faits suivants. Les fossoyeurs, les égoutiers, les vidangeurs, les hommes employés à l'équarissage, ne sont pas plus exposés que d'autres à contracter des maladies. Ce qui est incontestable, c'est que les digestions sont fortement troublées, lorsqu'on reçoit de trop près et pendant trop longtemps l'action des gaz qui viennent de la décomposition des substances animales, et qu'il faut l'éviter à tout prix. Elle est surtout malfaisante pour les grandes agglomérations d'hommes, et l'on doit regarder comme indispensable l'exécution des ordonnances qui éloignent du sein des villes les cimetières, les fabriques d'adipocire, de charbon animal, etc.

Les poussières qui exercent une influence désastreuse sur la santé des ouvriers sont celles qui proviennent des manipulations diverses auxquelles on soumet dans un grand nombre de profession, le plomb, le mercure et l'arsenic. Les coliques, les paralysies, le tremblement, sont fréquents, surtout chez les ouvriers qui négligent les premiers soins de la propreté ou qui s'adonnent à l'ivrognerie. Les émanations phosphorées n'exercent pas sur les ouvriers employés à la fabrication des allumettes les effets funestes qu'on leur a attribués. Quant aux poussières provenant du charbon de terre, de la fabrication de l'amidon, du plâtre, elles sont sans inconvénients. Le cardage du coton, le dévidage, le filage et le tirage des cocons de soie et les opérations diverses que l'on fait subir à la laine, dégagent des poussières fines qui irritent les voies de la respiration et sont très-nuisibles à la santé.

En général, les ouvriers sont très-disposés à rapporter toutes leurs maladies à la profession qu'ils exercent. Cette opinion est dénuée de fondement dans la plupart des cas, et le trouble que subit leur santé est dû, le plus ordinairement, à la fatigue qu'occasionne un travail excessif, à l'insuffisance du salaire et par conséquent de l'alimentation, à la malpropreté, et disons-le, aux excès de tous genres qui sont malheureusement trop fréquents.

DES HABITATIONS.

Les anciens mettaient un grand soin à choisir l'emplacement de leurs villes et de leurs habitations. Les aruspices immolaient des animaux et consultaient les entrailles de la victime, pour voir si les divinités étaient favorables. Il faut voir dans ce sacrifice, non pas une simple pratique superstitieuse, mais une connaissance assez approfondie de l'hygiène. Les bestiaux recevant toutes les émanations qui se dégagent du sol, contractent des maladies lorsque le pays est insalubre. Les aruspices savaient en reconnaître les vestiges sur le cadavre des animaux. On sait que les Romains excellaient dans l'art de choisir les lieux sur lesquels ils construisaient les villes, les camps et les retranchements. Les monuments historiques que l'on retrouve dans les contrées sur lesquelles s'est appesantie la domination romaine, prouvent leurs connaissances approfondies en hygiène publique.

Pour qu'une habitation soit réputée salubre, il

faut qu'elle soit construite sur un terrain calcaire
ou sablonneux, parce qu'il est exempt de toute
humidité, jamais sur des terrains argileux, marneux ou tourbeux. Elle doit être séparée du sol
par des caves. Les rez-de-chaussée, toujours plus
insalubres que les autres étages, doivent être couverts de boiseries peintes, ou de tapisseries placées
sur des châssis et éloignées des murailles. On doit
y faire renouveler l'air souvent, et y allumer du
feu. Les maisons ne doivent pas être habitées peu
de temps après leur construction, parce que l'eau
contenue dans le plâtre et les pierres s'en dégage
pendant un certain temps. Chez les Romains il
était défendu d'habiter un édifice avant trois années à partir de son entière construction. Le ma-
gistrat préposé à la surveillance des bâtiments
(édile) apposait sur la maison qui venait d'être
terminée le scellé qu'on ne levait que trois ans
plus tard. Aujourd'hui, nous sommes moins avan-
cés que les Romains ; les possesseurs de maisons
se hâtent de les faire habiter, lors même qu'elles
ne sont pas encore entièrement bâties. Pour en
diminuer les dangers, on doit allumer de grands
feux, ouvrir les fenêtres plusieurs fois par jour,
afin d'établir des courants d'air, éloigner les lits
des murailles. On pourra juger des quantités
d'humidité d'un logement, en plaçant dans une
soucoupe des sels alcalins, tels que le sulfate de

potasse, ou de soude, ou de magnésie, le sel de cuisine pulvérisé, l'acide sulfurique anhydre, le chlorure de calcium, ou mieux encore en faisant usage de l'hygromètre à cheveu, qui indique d'une manière précise les différents degrés d'humidité. Si les sels se fondent rapidement, c'est une preuve que la vapeur d'eau est en forte proportion dans l'air. Quand la moisissure se développe avec promptitude sur la muraille et les autres objets contenus dans un appartement, il faut redoubler de précaution quand on ne peut pas abandonner une habitation aussi insalubre. Le rhumatisme avec tout son cortége de douleurs, la diarrhée et la scrofule, le scorbut et les maladies des voies respiratoires y sont fréquents.

Les ouvriers contraints d'exercer leur profession dans des endroits humides, situés au dessous du niveau du sol environnant, les soldats réduits à vivre dans les casemates, les prisonniers enfouis dans des cellules basses, trempées d'eau, et entourées d'une atmosphère humide et glaciale, pâlissent promptement ; l'œil rougit, le nez se remplit d'humeurs ; les digestions languissent, le ventre se dérange, et bientôt toutes les forces vitales s'allanguissent, les tissus des membres se tuméfient, se tachent de sang ou se remplissent d'eau. Il est facile d'opposer à ces redoutables effets de l'humidité un prompt remède en faisant prévaloir les règles de l'hygiène sur toute autre considération.

CLIMAT ET ACCLIMATEMENT.

Le climat en hygiène est l'ensemble des influences de toute espèce qui se font sentir dans une localité d'étendue variable et auxquelles se trouvent soumis les hommes qui l'habitent. Ces influences sont exercées par l'air et les différents fluides qui le traversent (calorique, lumière, électricité), par l'humidité ou la sécheresse, par la nature et la hauteur du sol au-dessus de la mer, par l'alimentation, les mœurs, la civilisation et les coutumes. C'est ce milieu complexe créé par la nature et par la main de l'homme qui s'appelle le climat. Le résultat final de cette action complexe, est l'acclimatement, c'est-à-dire la modification compatible avec l'état de santé et déterminée par le changement de lieu. L'homme est cosmopolite, c'est-à-dire qu'il peut habiter toutes les régions du globe, mais à condition que son corps se pliera aux nouvelles influences auxquelles il lui convient de le soumettre, soit en se transportant du nord au sud, soit en s'élevant du fond des vallées jusque sur les plus hautes montagnes. Tant qu'il ne se met pas en état de révolte ouverte avec les éléments, c'est-à-dire

tant qu'il ne change pas trop fortement et trop
vite les conditions hygiéniques qui lui sont habituelles contre d'autres conditions trop opposées,
il s'acclimate, son corps se modèle sur les nouveaux modificateurs qui l'entourent; mais s'il
en est autrement, si l'homme demande à un
corps qui a toujours vécu sous le froid et l'humidité à venir se brûler sous la zône torride,
alors la maladie le prévient d'abord, et s'il veut
aller trop loin, la mort l'arrête. Toute l'histoire
des climats et de l'acclimatement est dans cette
idée générale. Aussi des savants d'un mérite incontestable soutiennent-ils avec des arguments
d'une très-grande valeur que l'homme ne s'acclimate pas. Il résiste par sa vigoureuse constitution pendant deux, quatre et dix ans aux
attaques répétées qu'il reçoit du climat, mais
il finit tôt ou tard par succomber ; ou bien il ne
peut se livrer aux travaux fatigants, ensemencer
le sol, le faire produire et il est contraint alors
d'employer les bras de l'indigène, du possesseur
naturel du sol. Ou bien s'il persiste encore dans
son désir de posséder un pays pour lequel il
n'est pas fait, la mortalité qui dépasse le nombre des naissances, l'oblige à se pourvoir ailleurs
de colons. Sa progéniture est insuffisante pour
repeupler le sol. Il faut donc n'agir qu'avec une
grande circonspection, quand on se propose de

coloniser, et souvent, il est préférable de n'occuper que des points restreints et de laisser le reste du pays aux indigènes. Les Romains si versés dans la colonisation avaient embrassé ce système.

On doit distinguer un climat chaud formé des points du globe compris entre les tropiques, et entre ceux-ci et le 30e ou 31e degré de latitude boréale et australe. On y trouve presque toute l'Afrique, l'Arabie, la Syrie, la Perse, l'Asie, l'Inde, le sud de la Chine, la Nouvelle-Hollande, l'Océanie, une partie de l'Amérique méridionale.

Le climat tempéré s'étend du 35e degré de latitude au 60e, de chaque côté de l'équateur. On y trouve l'Europe et ses îles, en Amérique les États-Unis, le Canada, le Mexique, le Chili.

Le climat froid comprend l'espace situé entre le 60e degré et les pôles. La Suède, la Norwége, la Laponie, la Russie, la Nouvelle-Zemble, la Sibérie, le Kamtchatka, le Groënland en font partie.

Outre ces trois climats que l'on appelle *généraux*, il en est d'autres *partiels* ou *restreints* qui sont très-nombreux et se trouvent au milieu des autres. On sait que la hauteur et l'exposition du lieu constitue surtout ce climat partiel. On a au pied du Chimborazo le climat de la zône tor—

ride, à sa partie moyenne le climat tempéré et à son sommet les glaces des terres polaires.

La température moyenne d'un pays a servi de base principale à l'établissement des climats; mais il ne faut pas oublier que la quantité d'eau, l'exposition, la nature et la hauteur du sol concourent pour une part non moins grande aux influences complexes du climat.

Les règles auxquelles il faut se soumettre pour arriver sans danger à l'acclimatement sont faciles à saisir. Adopter l'alimentation, les vêtements usités dans la localité ; obéir aux usages reçus qui sont souvent dictés par une sage entente des règles de l'hygiène. Les Européens qui vont habiter les pays chauds payent souvent de leur santé et de leur vie certaines croyances complétement fausses ; et principalement celles qui les poussent à user et abuser de boissons et d'aliments excitants.

CHAPITRE II.

—

VÊTEMENTS.

Les vêtements sont des modificateurs artificiels destinés à garantir le corps contre les influences extérieures. Les habitations ne sont autre chose que des appareils de protection plus vastes, et agissant sur un grand nombre d'individus. Les vêtements sont destinés : 1° à conserver au corps une température égale et supérieure à celle de l'atmosphère, du moins dans les climats froids et tempérés ; 2° à protéger la surface de la peau contre l'action des corps extérieurs (propreté) ; 3° ils agissent encore, et le plus souvent, d'une manière défavorable par la compression qu'ils exercent sur différents organes (corsets, jarretières, ceintures, cravates, bonnets).

L'homme, en raison de la température qui lui est propre ($+ 37°$ cent.), se trouve toujours dans un milieu plus froid que son corps; il doit donc tendre à se refroidir, à céder de son calorique aux objets qui l'environnent. Pour obvier à cette déperdition, il doit se couvrir d'un tissu qui soit mauvais conducteur du calorique. Mais en été, dans les climats chauds, bien que l'air extérieur soit presque toujours au-dessous de la température de l'homme, celui-ci éprouve le besoin de céder encore de son calorique; il faut alors que les vêtements n'opposent plus d'obstacles au libre écoulement de ce fluide. Ainsi tout ce que l'art cherche à obtenir dans la confection d'un vêtement, c'est qu'il laisse passer le calorique en été, et dans les pays chauds, et qu'il s'oppose à cette perte, en hiver et dans les climats froids.

L'homme n'a fait qu'imiter la nature, et il a pris ses modèles parmi les animaux. Il a vu que ceux qui vivent dans le nord ont des fourrures très-chaudes, comme l'hermine, la martre, les renards; que dans la toison des mérinos, *la bourre,* qui est le feutrage des poils en tous les sens, est très-abondante, tandis que la partie fine, soyeuse et allongée, est peu fournie; il en a conclu qu'il devait donner la même disposition à ses vêtements. Les tissus poreux, faits avec la laine, le coton, et toutes les étoffes qui emprisonnent des molécules d'air dans leurs mailles, conservent très-bien la chaleur. L'air étant un mauvais conducteur laisse passer très-difficilement ce fluide. Il joue, à l'égard de la peau, le même rôle que l'air intercepté entre une double fenêtre, et qui empêche le froid extérieur de pénétrer au dedans. La laine, la soie, le coton, non cardés, tiennent plus chaud que les mêmes substances, bien filées et bien dévidées. (Rumford.) Les tissus fins, lisses, à texture serrée, ne s'opposent pas aussi bien au passage du calorique que les étoffes grossièrement faites, et dans lesquelles les matières sont tassées irrégulièrement. Ainsi donc, si l'on veut que le corps se refroidisse, on choisira les étoffes fines et bien tissées. La toile de chanvre, de lin, étant bonne conductrice du calorique, constituera des vêtements frais. Les vêtements de laine, appliqués sur la peau, sont très-chauds, et de plus, ils laissent passer facilement la transpiration à travers les mailles dont ils se composent. Ils conviennent donc aux personnes qui sont habituellement en sueur ; seulement, il faut avoir l'attention de les renouveler souvent. Ils retiennent une huile grasse qui suinte à la surface de la peau, et une assez grande quantité de sels que contient la sueur. Ils doivent être blanchis avec le savon, la potasse et les substances capables de détruire cette matière grasse.

Les vêtements de coton et de toile doivent être de couleur blanche, afin de réfléchir les rayons solaires et le calorique. Il y a donc un double avantage à s'en servir pendant l'été, puisqu'ils empêchent la chaleur extérieure de venir s'ajouter à celle de notre corps, et qu'il laissent cette dernière s'en dégager facilement. Au contraire les couleurs noires ou foncées réfléchissant peu la chaleur, conviennent pour les vêtements d'hiver. La forme des vêtements a une grande influence sur la santé. Il faut qu'ils s'appliquent sur la surface du corps, en traduisent tous les contours sans jamais exercer aucune compression. Tel est cependant l'effet que détermine le corset. S'il était employé seulement pour accuser la forme du corps, maintenir les parties trop charnues ou trop grasses, et soutenir certaines pièces de l'ha- billements, il n'y aurait pas lieu de s'élever con- tre son usage. Malheureusement, il est destiné trop souvent à créer des formes qui n'existent pas, à exagérer celles qui sont belles, et enfin à dis- simuler des conformations sinon vicieuses, du moins un peu problématiques. De cette manière, on ne se conforme jamais à la nature; la mode, ou des idées mal entendues de coquetterie, exer- cent sur elle toutes sortes de violences. Il en résulte, pour les femmes, des difformités de la taille, des maladies de poitrine, du cœur, des oppressions continuelles, des palpitations, des congestions célébrales, des digestions difficiles, des mouvements de gaz dans l'estomac, accom- pagnés de bruits sonores et désagréables à en- tendre; beaucoup de jeunes filles tombent dans une maladie de langueur que rien ne peut expli- quer. En en cherchant la cause avec soin, le mé- decin finit par découvrir que la prison étroite dans laquelle l'estomac se trouve resserré et où il ne peut plus se livrer au mouvement nécessaire à l'accomplissement de la digestion, est une des principales causes des maladies des jeunes fem- mes,

Chez l'homme ce n'est plus sur la poitrine, du moins le plus ordinairement, que se trouve apposée la ligature, c'est sur le cou. La cravate a pour effet, lorsqu'elle est trop serrée, d'empêcher le retour du sang de la tête vers le tronc, et de donner au visage une couleur rouge, animée. Il connaissait très-bien les effets exagérés de cette partie du vêtement, ce colonel d'un régiment de Danemarck, qui avait prescrit à ses soldats de serrer fortement leur cravate ; de cette manière, le sang retenu dans la tête donnait au visage une coloration rouge, dont on faisait naturellement honneur à leur santé florissante. Elle attira sur l'inventeur de ce singulier moyen les éloges les plus flatteurs de la part du roi. On fut cependant obligé d'y renoncer parce que les congestions du cerveau et les coups de sang enlevèrent plusieurs soldats. Aujourd'hui, il est bien d'être pâle et de paraître souffreteux; on n'a donc pas à craindre de voir reprendre l'usage de se serrer le cou ou le bout de l'oreille comme le faisaient les raffinés du temps de Henri III.

COSMÉTIQUES.

On donne ce nom aux différentes substances que l'on applique sur la peau, dans des vues de propreté ou de coquetterie. De ce nombre sont les pommades, les teintures, les opiats, les matières colorantes destinées à donner à la peau les couleurs qu'elle n'a pas. L'histoire de ces cosmétiques ne sera pas longue ; elle appartient plutôt à l'art du parfumeur et du coiffeur qu'au médecin. Disons que les seuls cosmétiques dont l'utilité soit démontrée, sont les savons et quelques poudres dentifrices. Les premiers, dans lesquels entrent la potasse ou la soude et une huile, ont l'avantage de dissoudre facilement les couches grasses et les débris d'épiderme déposés à la surface de la peau, que l'eau seule ne pourrait entraîner. Il faut que le savon dont on se sert soit bien préparé, et ne contienne pas trop de potasse. Quant aux poudres dentifrices, elles ne doivent être composées que de quinquina, de poudre de charbon avec quelques gouttes d'essence. La poudre de corail, de sèche, la crême de tartre, les acides hydrochlorique, citrique, tartrique, les alcoolats aromatiques, les essences de cochléaria, de quinquina, rendent les dents cassantes et irritent les gencives.

DES BAINS.

Les peuples anciens avaient une si grande estime pour les bains, qu'ils les avaient placés sous la protection de leurs dieux et d'Hercule en particulier, voulant faire entendre qu'ils donnent la force et la santé. Ils avaient de vastes établissements publics, où l'on pouvait, dans toutes les saisons dé l'année, venir prendre des bains. Les ruines qui subsistent encore aujourd'hui attestent le soin et le luxe qu'ils apportaient dans la construction des thermes. Nous sommes loin d'égaler en cela les Romains. Nous ne possédons pas encore un seul établissement où l'on puisse aller à toutes les époques de l'année, et sans rétribution, prendre un bain. On parle, il est vrai, de créer plusieurs établissements de ce genre ; mais il faudra, sans aucun doute, les attendre encore longtemps.

Les effets des bains dépendent : 1° de la température ; 2° du mouvement de l'eau ; 3° enfin de l'exercice que l'on y prend. Le bain tiède est celui dont l'eau est de 24° à 30° $+$ 0 cent. Les bains frais, ceux qui sont entre 18° et 24° cent. ; les bains froids, de 12° à 18° cent.

Bains froids. Quand on se plonge dans de l'eau à 14° $+$ 0, on éprouve d'abord un frisson accompagné de cette contraction de la peau, qu'on nomme *chair de poule ;* la peau devient pâle, surtout à la figure, aux lèvres ; le corps diminue de volume, à proportion des degrés de froid ; la circulation se ralentit, se fait irrégulièrement ; la respiration reste à son type normal. La transpiration est aussi faible que possible, mais continue à avoir lieu ; il survient des crampes. Ces phénomènes, qui marquent le premier temps du bain froid, annoncent que le sang est refoulé de la circonférence au centre. Ils sont bientôt remplacés par ceux du second temps; la peau rougit par place, la circulation et la respiration s'accélèrent; mais si l'individu est d'une complexion faible, et s'il n'a pas la force de réagir, alors ses fonctions se ralentissent, la chaleur baisse; le frisson et le tremblement surviennent. Il faut qu'il se retire du bain; car il pourrait en éprouver des accidents.

Le bain frais a l'avantage d'endurcir le corps, de l'habituer à supporter facilement les variations de température. Il émousse un peu la sensibilité, comme on le voit chez les peuples du Nord; il augmente l'épaisseur de la peau, donne de l'énergie aux muscles, et de la force à tous les organes intérieurs. Les digestions sont plus actives, la transpiration plus abondante, la respiration plus large. La meilleure manière de le prendre est de se précipiter, d'un seul temps, dans l'eau lorsque le corps n'est plus en sueur, de se livrer à la natation et à des mouvements qui permettent à la chaleur de se développer, et au corps de résister au froid. Le bain pris dans la rivière ou dans la mer est le seul qui offre de l'utilité, puisqu'il réunit les avantages que procurent l'eau et l'exercice musculaire.

Il existe un précepte très-ancien, qui dit qu'un

corps bien constitué ne doit pas être lavé à l'eau froide, tant qu'il est dans sa période d'accroissement. Cette maxime est trop exclusive, et ne peut s'appliquer qu'à la première enfance.

Bains tièdes. On doit y éprouver à peine une sensation légère, puisque la température de l'eau est à peu près celle du corps. La circulation et la respiration s'accélèrent à peine dans le début; bientôt elles deviennent tranquilles, et même se ralentissent. La peau est plus flexible, plus souple, son épiderme se ramollit; l'on ressent un bien-être général qui est surtout sensible lorsqu'on a enduré quelque fatigue. L'effet le plus constant des bains tièdes est de calmer le système nerveux, de relâcher le solide vivant. Mais autant ils agissent favorablement quand on n'en fait pas abus, autant ils deviennent nuisibles quand on les prend à des intervalles trop rapprochés, tous les jours par exemple. Le corps perd sa force et son énergie; il se charge de graisse; les digestions se dérangent; on devient incapable de se livrer à un exercice un peu prolongé; la peau reste sensible au froid; les moindres variations de température causent des maladies.

Ces effets sont plus marqués encore si le bain est très-chaud. La sueur coule abondamment; les organes s'affaiblissent. Loin d'être salutaires, ces bains prédisposent à la maladie.

Le bain d'étuve ou de vapeur offre moins d'avantage à l'homme en santé que les autres espèces de bain. Il est peu en usage parmi nous. Les peuples du nord et du midi le prennent avant le bain tiède et le bain froid. Il détermine une sueur abondante et peut être utile aux personnes atteintes de douleurs rhumatismales occupant les muscles ou les jointures. L'étuve peut être *sèche* ou *humide*, c'est-à-dire que l'air échauffé est privé ou non de vapeur d'eau. Celle-ci (bain de vapeur) cause une impression de chaleur plus marquée que l'étuve sèche, parce que la vapeur d'eau conduisant mieux le calorique, le cède plus rapidement à la peau sur laquelle elle s'applique. Les pertes que l'on y fait par la transpiration sont beaucoup plus grandes que dans l'étuve sèche. L'eau conduit encore mieux le calorique que la vapeur d'eau ; aussi l'action de l'eau chaude est-elle plus grande encore que celle de la vapeur humide. On a calculé qu'un bain d'eau chaude à $45°+0$ cent. agit comme une étuve sèche chauffée à $128°+0$ cent., et comme une étuve humide dont la chaleur est portée à $75°+0$ cent.

CHAPITRE III.

—

DES ALIMENTS ET DE L'ALIMENTATION.

Des aliments en général. On donne le nom d'aliment à toutes les substances de nature végétale ou animale qui, introduites dans l'estomac et les intestins, sont susceptibles d'y subir, sous l'influence de la vie, une altération telle qu'elles peuvent pénétrer ensuite par l'absorption dans les vaisseaux et aller fournir à tous les organes les matériaux nécessaires à leur nutrition. Les aliments qui nourrissent le mieux sont les substances de nature animale, comme la chair et les diverses parties des animaux. Ils exigent de la part de l'estomac un travail plus long, et de plus grands efforts que les aliments végétaux ; ils y restent aussi plus longtemps et sont rejetés moins promptement au dehors. Les légumes, les fruits parcourent très-vite toute la longueur de l'intestin et sont expulsés avec plus de rapidité que les viandes. Le temps qu'il faut à un aliment pour être digéré est d'autant plus long qu'il renferme plus de matière nutritive, et qu'il possède une

7

dureté plus grande. On peut donc juger de la quantité de substance alibile contenue dans un aliment au moyen des diverses remarques que nous venons de faire. La substance alimentaire est d'autant plus altérée et plus méconnaissable qu'elle a été soumise à un travail digestif plus prolongé. Elle est absorbée dans sa presque totalité, lorsque l'appétit est très-vif et que l'abstinence a eu lieu pendant quelque temps. Elle laisse très-peu de résidu chez les convalescents, lorsqu'ils commencent à prendre de la nourriture. Les assaisonnements, les épices rendent la digestion plus prompte, mais fatiguent l'estomac. Les effets qui résultent pour la santé de la nourriture animale, végétale, lactée, sont trop différents pour être confondus dans la même description. Il ne faut pas que l'homme use de l'une d'elles à l'exclusion des autres, car sa santé en souffrirait ; ces trois espèces d'aliments doivent concourir à l'alimentation.

A. *Nourriture animale.* Les aliments qui la composent renferment en proportion prédominante de la fibrine, de la gélatine, de l'albumine, l'osmazôme, des corps gras.

La *fibrine* est un principe immédiat des animaux, qui constitue la chair musculaire, la viande proprement dite, dans sa presque totalité. Les animaux sauvages (chevreuil, lièvre, perdrix, faisans, cailles, etc.) et adultes ont une fibrine plus dure et plus nourrissante que les animaux jeunes (veau, agneau) et élevés dans l'esclavage (poulet). Ces derniers contiennent moins de fibrine, mais plus de gélatine.

La *gélatine* est un autre principe immédiat des animaux, qui entre comme élément principal dans leur organisation. Elle forme en grande partie les os, d'où on l'extrait par une ébullition prolongée et à l'aide de la vapeur d'eau. La gélatine et les substances qui en sont formées (jeunes poulets, veau, agneau) nourrissent moins que la fibrine et les viandes riches en ce dernier principe. Les bouillons que l'on prépare exclusivement avec la gélatine conviennent aux personnes dont l'estomac délicat ne pourrait supporter un bouillon trop chargé de matière nutritive. Cependant la gélatine seule ne peut jamais faire un bon bouillon. La chair des poissons est constituée par la fibrine et la gélatine; celle-ci y est en plus forte proportion. Quelques-uns ont cependant une chair tout aussi compacte que celle du bœuf et du mouton, tels sont : le saumon, le turbot, l'alose, l'esturgeon, le thon, l'anguille, etc.

L'*osmazôme* est un liquide aromatique qui se présente sous la forme d'un extrait rougeâtre, d'une odeur agréable, d'une saveur chaude et piquante; les gelées de viandes en sont formées presque entièrement. Il nourrit beaucoup et se retrouve particulièrement dans les viandes très-fibrineuses et chez les oiseaux que l'on tue à la chasse (faisans, bécasses, perdrix). En général, on peut prononcer qu'un aliment est très-réparateur, lorsqu'il contient beaucoup de fibrine, d'osmazôme et de gélatine.

L'*albumine* est cette substance qui forme le blanc d'œuf ; elle existe en forte proportion chez les jeunes animaux, où elle est unie à une très-grande quantité de fluide aqueux et a très-peu d'osmazôme. Elle est d'une digestion assez facile quand elle est à demi cuite ou crue, comme dans l'huître, l'œuf frais.

Effets de la diète animale. Elle développe le tempérament sanguin, augmente l'énergie de tous les appareils et spécialement de la digestion et de la circulation. Les matériaux qui entrent sans cesse dans le sang, donnent à ce liquide des qualités stimulantes et en accroissent la puissance. Aussi voit-on, chez les hommes soumis à cette alimentation, le cœur et les artères battre avec force, les vaisseaux se dessiner sous la peau, la température du corps s'élever, les muscles prendre plus de volume et une grande énergie, la sueur devenir plus abondante ainsi que les autres matières rejetées au dehors, le tissu cellulaire des membres et de tout le corps se charger de graisse. Le cerveau est comme engourdi; il est inhabile à exécuter ses fonctions qui languissent; tout travail d'esprit est fatigant. Les instincts semblent prédominer sur les sentiments et les facultés de haute intelligence. Cette nourriture doit alterner avec la diète végétale : elle serait très-nuisible à l'enfant, mais elle peut être très-utile à l'homme qui a besoin de se livrer à de grands efforts musculaires et qui ne s'occupe pas de travaux intellectuels; elle est indispensable aux peuples du Nord et à ceux qui vivent au milieu d'un froid rigoureux.

B. *Nourriture végétale.* Les principes immédiats qui entrent le plus ordinairement dans la composition des végétaux servant à la nourriture de l'homme, sont : la fécule unie ou non au gluten (blé, froment, riz, maïs, pommes de terre, légumes, pois, haricot, lentille); le sucre et le mucilage que l'on retrouve dans la plupart des légumes frais, comme les carottes, les navets, les oignons, les salsifis, les pois verts, la canne à sucre, la betterave, etc. ; la gomme; les acides végétaux contenus dans la plupart des fruits (raisins, groseilles, poires, pommes), composés d'eau, de mucilage, de sucre et d'acide citrique, malique, pectique, acétique; les huiles végétales douces (olives) ou aromatiques (cresson, radis, raifort, choux).

Les principes les plus nutritifs sont la fécule et les farines contenant du gluten (pain de froment, de seigle). Ils sont digérés avec une grande rapidité, fatiguent peu l'estomac, et laissent peu de résidu. Dans la plupart des végétaux qui servent à notre nourriture, il y a une partie inattaquable et qui, ne pouvant être absorbée, forme la plus grande partie des matières excrémentielles. Certaines plantes, les salsifis, l'oseille, la chicorée, les champignons, renferment une grande proportion de cette fibre végétale qui constitue la charpente des plantes. On la désigne sous le nom de ligneux (ou bois) ; elle résiste à l'action digestive des intestins.

Effets de la diète végétale. Ils sont tout à fait contraires à ceux déterminés par la nourriture animale. On les observe à un degré marqué dans certaines castes de l'Inde, qui vivent exclusivement de végétaux. La circulation est ralentie, la chaleur du corps moins élevée ; la sécrétion urinaire se fait avec une certaine activité, en raison de la grande quantité d'eau que renferment les aliments de cette nature. L'urine a une odeur moins forte, moins ammoniacale ; elle est plus pâle et moins riche en principes azotés. La contraction musculaire n'a pas autant d'énergie ; par contre, les actes de l'intelligence sont plus libres, les passions moins violentes. Il règne une douceur remarquable chez les religieux qui vivent exclusivement de fruits et de végétaux. Lorsque cette nourriture est trop longtemps prolongée, l'estomac devient incapable de digérer des substances animales ; les moindres quantités de viande, ou de boissons vineuses produisent une excitation très-forte. La diète végétale est très-utile dans les pays chauds et aux personnes délicates dont l'estomac digère difficilement et a été excité par une alimentation trop succulente et des excès de table. Dans l'état de santé on doit y associer la nourriture animale.

C. *Diète lactée.* Le lait, le beurre et le fromage forment, en grande partie, la nourriture de certains peuples pasteurs et de tous les hommes dans les premiers temps de leur vie. Le lait est composé : 1° d'une partie solide ; 2° d'une autre, liquide, qui tient en suspension la première. Celle qui est solide comprend, le beurre, le caseum ou fromage et la crême, qui n'est que du beurre et du caseum mêlés à du serum. La partie liquide est le serum ou petit-lait qui renferme une forte proportion d'eau, de sucre de lait et différents sels. La partie nutritive du lait est le beurre, le caseum et le sucre. Le lait de la femme est celui qui convient le mieux au jeune enfant, parce qu'il contient plus de sucre et de crême que les autres, moins de serum, et qu'il est mieux approprié, par sa composition chimique, à la délicatesse des organes.

Quelques circonstances qu'il importe de connaître font varier sa composition. La nourriture des bestiaux exerce surtout une grande influence. Les vaches, qui fournissent le lait le plus riche en principes nutritifs, sont celles que l'on nourrit avec de la betterave ; viennent ensuite, suivant leur propriété nutritive, la luzerne, l'avoine, la pomme de terre, la carotte (M. Peligot). Le poids du lait est d'autant plus considérable que les matières solides sont en proportion plus forte. Le lait que l'on tire le premier est le plus pauvre et contient beaucoup de serum. Celui que fournissent les vaches nourries avec des fourrages secs, et vivant dans une étable obscure et mal aérée, d'où elles ne sortent jamais pour aller dans les pâturages, est séreux, très-pauvre en principes alibiles, et contient une forte proportion de phosphate de chaux.

Les effets de la diète lactée sont à peu près les mêmes que ceux de la diète végétale. Elle paraît favoriser le développement des vers que l'on rencontre si fréquemment chez les jeunes sujets. Elle doit être proscrite chez ceux qui ont la peau blafarde, les tissus bouffis et qui présentent les attributs de la constitution lymphatique. Elle devrait l'être à plus forte raison, si l'on remarquait chez eux le gonflement des glandes du cou, la tuméfaction du ventre, ou quelques signes de maladie scrofuleuse.

DES BOISSONS.

Les boissons dont on fait le plus usage dans les contrées froides et tempérées sont celles qui résultent de la fermentation d'une matière sucrée. Il suffit qu'une substance contienne en proportion notable de l'eau, du sucre et du ferment, et qu'elle soit soumise à une température de $+ 15°$ cent. pour fournir un liquide d'une saveur chaude, d'une odeur aromatique, que l'on connaît sous le nom d'esprit-de-vin, d'alcool. Le raisin soumis à la fermentation donne naissance au vin ; les pommes, les poires, au cidre ; la canne à sucre, au rhum ; l'orge, à la bière ; l'orge, le seigle, les pommes de terre, les prunelles sauvages, au whiskei (Écosse, Irlande, midi de la France) ; le sucre de bouleau, au vin de ce nom (Norwège et nord de l'Europe) ; le miel fermenté, à l'hydromel ; le lait de vache, à l'airen (Tartarie), etc. Chaque peuple utilise les fruits, les sucs des arbres ou les autres liquides qui se trouvent à sa disposition.

Les boissons vineuses et alcooliques, introduites dans l'estomac, y causent une chaleur assez grande ; les personnes qui n'y sont pas habituées en ressentent l'action pendant plusieurs heures.

Elles excitent la digestion, la rendent plus facile lorsqu'elles sont prises en petite quantité ; mais si on en fait un usage excessif, l'effet de ces boissons ne reste plus limité à l'estomac ; elles passent dans la circulation et vont stimuler tous les organes. Le cerveau devient incapable de se livrer à ses fonctions ; si l'intelligence est plus vive lorsque les doses de vin ou d'eau-de-vie sont faibles ; elle languit et même s'anéantit complétement lorsque le sujet est dans un état d'ivresse. La funeste habitude de boire des liqueurs fortes amène l'apoplexie, l'imbécillité, l'idiotisme, la folie, les maladies de l'estomac, du foie ; elle pousse souvent l'homme à des crimes que sa raison réprouve plus tard, et même à se débarrasser d'une existence déshonorante. On a aussi remarqué que les sujets qui se livrent à cette funeste passion contractent plus facilement que d'autres les maladies épidémiques et contagieuses.

Règle de diététique. Pour que l'homme conserve sa santé, il faut que la quantité des aliments soit proportionnée à la dépense qu'il fait. Dans le jeune âge, le corps ayant besoin, pour se développer, d'une nutrition très-active, la quantité des substances alimentaires est considérable et dépasse les pertes ; aussi tous les tissus s'accroissent-ils en longueur et en largeur. Plus tard, l'équilibre s'établit, l'âge viril nous présente un juste rapport entre les acquisitions et les pertes. Mais trop souvent la santé se dérange parce que la réplétion survient. Les hommes qui présentent cet état sont ceux qui ont habituellement une nourriture très-succulente, et boivent beaucoup de vin. On remarque chez eux que le sang circule avec rapidité, qu'il devient riche et abondant, que le système musculaire prend une énergie inusitée. Ils favorisent encore cette tendance à la réplétion, en gardant le repos, en prolongeant le sommeil et en laissant oisifs les organes de l'intelligence et du mouvement. Les gens pléthoriques ne peuvent faire cesser le danger auquel les expose la réplétion, qu'en fatiguant leurs muscles par de longues courses, par la promenade, qu'en diminuant la quantité des aliments, qu'en faisant usage de boissons aqueuses, aiguisées avec les sucs d'orange, de citron, de groseille, qu'en se faisant transpirer abondamment; ils doivent même diminuer la quantité des aliments, et s'abstenir tout à fait de viandes et de vin pur.

Il est impossible de poser des règles de diététique générale, qui puissent s'appliquer à tous les hommes, à tous les âges, à toutes les conditions de la vie. Cependant il est facile à chacun de diriger, d'une manière convenable, le régime qu'il doit suivre. Seulement il ne faut pas oublier que les aliments sont destinés, dans le premier âge, à accroître le corps, dans les âges suivants, à lui conserver la force qu'il a acquise ; que l'appétit ne doit jamais être satisfait entièrement ; que les substances servant à l'alimentation doivent être choisies dans le règne végétal et animal, plus dans ce dernier que dans le premier si l'homme exerce une profession rude et s'il fait une grande dépense de force, que leur quantité doit être diminuée dès qu'il aperçoit les signes de la pléthore, ou pendant la saison chaude ; que les boissons vineuses doivent être coupées avec de l'eau ; que les liqueurs fortes sont toujours nuisibles et que lors même qu'elles paraissent donner de la force, cette heureuse influence n'étant que passagère, il faudra plus tard en augmenter incessamment les doses ; enfin que les hommes qui se livrent à des travaux de cabinet doivent être plus sobres que les autres, parce que le repos des muscles et l'activité cérébrale nuisent à la digestion et l'empêchent même de s'accomplir. Quelques doses de café sont d'une grande utilité, quand l'estomac n'est point malade.

Lorsque les aliments ne peuvent être pris en quantité suffisante, il en résulte des accidents qui ne sont même pas très-rares dans la classe pauvre et nécessiteuse de la société. On entend dire tous les jours qu'on ne meurt pas de faim. Sans doute, il est rare que la privation des aliments soit

complète et dure assez de temps pour faire succomber immédiatement un homme; mais ce que
les philanthropes vraiment dignes de ce nom ne doivent pas oublier, c'est que la misère peut réduire
un malheureux à ne se nourrir que de substances
grossières, insuffisantes par leur quantité et leur
qualité. Les digestions alors se dérangent; toutes
les fonctions languissent, et une faiblesse générale
dont la cause reste souvent ignorée, est le seul
phénomène que l'on observe jusqu'au moment où
une maladie accidentelle, légère ou grave, vient
briser l'existence. Combien de pauvres honteux,
combien d'enfants en bas âge, combien de mères
nourrices n'avons-nous pas vus succomber à cette
lente inanition plus cruelle et cependant aussi fréquente que la plupart des maladies qui déciment
les classes pauvres !

CHAPITRE IV.

MODIFICATIONS QUI RÉSULTENT DE L'EXERCICE DE CERTAINES
FONCTIONS ; INFLUENCE DU MORAL ET DE L'INTELLIGENCE SUR
LE PHYSIQUE. — SENS EXTERNES ; LEUR ÉDUCATION.

Le cerveau avec ses dépendances, la moelle
épinière et les nerfs, est un des organes les plus

actifs et les plus influents de toute l'économie. A peine l'enfant est-il entré dans la vie, que ses sens extérieurs, tenus sans cesse en éveil par l'impression variée des corps divers qui l'environnent, commencent à envoyer au cerveau les sensations qui sont une des sources principales de ses connaissances. Disons-donc quelques mots de l'éducation qu'il convient de donner aux sens.

La surface de la peau se trouve constamment en rapport médiat ou immédiat avec le monde extérieur. La chaleur, la lumière, l'odeur, la saveur des corps, leur forme, leur composition chimique ou physique, les mouvements vibratoires imprimés à leurs molécules et tous les changements qui arrivent dans l'arrangement de leurs molécules, sont appréciés tout aussitôt par ces appareils délicats que l'on appelle les organes des sens. L'enveloppe extérieure du corps est admirablement disposée pour percevoir les propriétés de la matière; elle se modifie dans sa structure pour mieux s'adapter à chacune d'elles. Doit-elle nous accuser la couleur d'un corps ? Elle affecte cette organisation si délicate qui constitue l'œil. Doit-elle sentir les molécules odorantes ? Elle se dispose en une cavité anfractueuse, tapissée d'une membrane et de filets nerveux (narines). Nous la voyons encore prendre une autre forme, lorsqu'elle doit dissoudre les corps, afin d'en connaître la saveur (langue). S'il faut qu'elle apprécie les vibrations, les ondes sonores qui s'échappent de la matière, elle se creuse en une cavité qui réunit les sons pour les transmettre au cerveau (oreille). C'est ainsi que chaque modificateur situé dans le monde extérieur détermine très-exactement une modification correspondante dans la fibre organisée. Comment pourrait-il en être autrement, puisque l'homme est destiné à vivre dans une dépendance continuelle de la nature entière?

Les sens externes une fois excités, il en résulte une sensation. Elle nous donne l'idée de couleur, si le stimulant est un rayon lumineux; une sensation d'odeur, si c'est une molécule odorante qui a agi sur le corps, etc. Toujours il faut une cause, un stimulant pour produire la sensation. Celle-ci doit donc nous avertir d'une manière certaine de ce qui se passe autour de nous, puisqu'elle n'existe que par cela même qu'une cause extérieure lui a donné naissance. On voit sur-le-champ que la plus grande partie de nos idées procède de cette source. C'est à perfectionner ses sens, à en rendre l'exercice plus précis, que l'homme doit tendre sans cesse. S'ensuit-il que nos sens ne nous trompent jamais? Quelle que soit la réponse que l'on fasse à cette question, personne ne contestera la nécessité absolue où nous sommes de donner à cette source féconde de l'intelligence le plus d'activité et la meilleure direction possibles. Combien d'erreurs, de préjugés nuisibles ne prennent-ils pas leur origine dans la mauvaise éducation de nos sens ! L'homme chargé de diriger l'enfant doit donc veiller sans cesse à rectifier les erreurs qui naissent, non de la sensation elle-même, mais de l'appréciation fausse qui en est faite par le cerveau. Il lui apprendra à se servir convenablement de ses sensations ; il l'empêchera surtout de tirer des conclusions trop hâtives d'observations encore incomplètes ; c'est sur cet écueil que viennent échouer des intelligences supérieures. On les voit, trop confiantes en leur propre force, créer des images avant d'avoir rassemblé toutes celles qui peuvent leur venir par les sens. L'homme tombe alors dans des erreurs funestes qui influent puissamment sur toutes ses actions. Au lieu de compter sur son intelligence, et de se croire assez instruit de tous les phénomènes naturels, au lieu de vouloir supposer et inventer ceux qu'il n'a pas encore vus, il doit attendre patiemment que tous se soient successivement déroulés à ses yeux. Disons que l'homme le moins sujet à l'erreur, celui qui rend le plus de services aux autres et à lui-même, est celui qui, adonné à l'exercice continu de ses sens, à l'observation des phénomènes du monde extérieur, en examine attentivement toutes les parties avant de porter un jugement. Les hommes qui ont marqué dans les sciences, qui en ont reculé très-loin les limites, sont ceux qui ont accordé la part la plus large à l'observation patiente et attentive des sens. Il est bien entendu que, sans un cerveau bien organisé, sans un raisonnement sévère, le meilleur observateur serait incapable d'utiliser les faits qu'il a rassemblés.

Ces considérations doivent être sans cesse présentes à l'esprit de ceux qui président à l'éducation de la jeunesse. L'enfant passe les dix premières années de sa vie dans une observation continuelle. On a dit avec juste raison qu'il apprenait plus à cette époque de la vie que durant le reste de son existence. Néanmoins, le travail assidu auquel il se livre le fatigue, une certaine paresse le porte à se reposer et à émettre des jugements anticipés. Le maître doit réprimer sévèrement une pareille tendance qui n'aboutit à rien moins qu'à faire de l'élève un bavard ignorant, qui parle de choses qu'il ne connaît pas. Aussi J.-J. Rousseau nous montre le maître uniquement occupé à diriger les sens de son élève, à rectifier ses erreurs, à lui montrer quelles en sont les conséquences, et combien elles portent préjudice à lui et aux autres. Qu'on s'abstienne surtout de raisonnement, car l'enfant, vous en—

tendant raisonner, raisonnera à son tour, et Dieu sait quels seront alors les discours de ce petit docteur. Parlez à ses sens, conduisez-les habilement, faites qu'il amasse de nombreux matériaux, et vous lui aurez donné la meilleure éducation. Plus tard, vous lui apprendrez à se servir de ces documents qu'il a rassemblés avec patience.

SENSATIONS INTERNES.

Une autre série de sensations, qui se montrent dès la naissance, comprend les *sensations internes*. La faim, la soif, le besoin de respirer, de rejeter au dehors les matières qui ont servi à la nutrition, sont des impressions involontaires que nous ne pouvons réprimer, et auxquelles nous sommes contraints d'obéir. Elles résident dans les viscères, tels que l'estomac, le poumon, les intestins, le cœur. Leur éducation est impossible; et, d'ailleurs, ces sensations n'en ont pas besoin, puisqu'elles ne nous trompent jamais, excepté dans le cas de maladie. Si, par exemple, la faim ou la soif viennent à se manifester, on peut être sûr que ce besoin de l'économie est bien réel et doit être satisfait.

Les deux ordres de sensations que nous venons de passer en revue aboutissent en dernier lieu au cerveau. On doit le considérer comme un organe central, sur lequel viennent se réfléchir toutes les stimulations extérieures et intérieures ; mais il devient à son tour un centre d'action d'où partent sans cesse les stimulations qui modifient d'une manière si puissante la santé. Au nombre des actes qui émanent du cerveau, on doit placer 1° les instincts ou penchants ; 2° les sentiments ; 3° les facultés intellectuelles et perceptives ; 4° les réflectives. Bien que ces quatre ordres de facultés cérébrales aient été attaqués par un certain nombre de philosophes, elles offrent sous le point de vue de l'hygiène des déductions trop importantes pour que nous les rejetions.

PENCHANTS.

Ils assurent l'existence de l'homme considéré comme individu et comme espèce. L'instinct de la reproduction empêche son espèce de s'éteindre et lui enseigne à élever ses enfants ; le penchant à combattre, enfermé dans de justes limites, le porte à veiller à sa propre conservation ; celui d'acquérir a aussi un but moral, puisqu'il lui apprend à conserver le bien nécessaire à sa subsistance, etc. Ces penchants, quoique indispensables à l'harmonie des choses, dépassent chez quelques individus la mesure qu'ils doivent avoir. Le penchant à acquérir devient trop souvent ava-

rice, l'instinct de la défense une arme de destruction et d'attaque ; l'amour des enfants, si louable
quand il n'est pas poussé trop loin, influe d'une
manière fâcheuse sur toutes les actions de certains individus. Qu'on n'oublie pas cette grande
maxime qui domine toute l'hygiène des facultés
intellectuelles : tout développement exagéré d'une
des quatre espèces de facultés intellectuelles que
nous avons établies, trouble nécessairement la
santé, puisque l'énergie d'un organe semble lui
attirer la part d'action dévolue aux autres et que
dès lors, ceux-ci doivent languir. Il en est, à plus
forte raison, de même des penchants qui ont besoin d'être convenablement dirigés dès l'enfance,
si on ne veut pas les voir plus tard prendre un
développement qui produirait des actions cou-
pables et même criminelles, et qui, lors même
qu'ils sont réprimés par la volonté, n'en sont
pas moins préjudiciables à la santé. Le précep-
teur doit donc surveiller de très-bonne heure les
penchants ou instincts, en laisser paraître ce qui
est nécessaire pour que l'enfant soit plus tard un
homme complet. Cette surveillance est d'autant
plus difficile, que l'enfant prend déjà tous les
soins imaginables pour les dissimuler aux yeux
de ses parents ou de ses maîtres.

SENTIMENTS.

Les sentiments sont d'un ordre plus élevé que les penchants. Ceux-ci avaient pour but la conservation de l'homme comme individu et comme espèce, ceux-là concourent surtout à l'établissement de l'homme en état de société. L'estime de soi, l'amour de l'approbation, la circonspection, la bienveillance, la vénération, la fermeté, la justice, l'espérance, sont des sentiments qui ont besoin, comme les instincts, d'être convenablement dirigés, Si l'éducation n'a pas heureusement modifié le premier de ces sentiments, on voit naître l'envie, la vanité et cet orgueil blâmable qui ne part pas d'une juste appréciation de nos forces. L'humilité est le défaut de cette faculté ; aussi les ambitieux ont-ils la précaution de prêcher l'humilité qui rend plus facile l'exécution de leurs desseins et assure leur domination. Ce sentiment devient la cause de grandes actions, quand il est soutenu par de hautes facultés cérébrales. Ce que nous disons là peut s'appliquer à tous les autres sentiments, à l'amour de la justice par exemple, avec cette différence que l'on peut toujours le laisser se développer librement ; s'il manque, au contraire, il faut tâcher de le faire naître par tous les moyens possibles.

Voici comment on peut réprimer les penchants ou les sentiments pervers, et développer ceux qui sont utiles à l'homme. Il faut partir de cette loi fondamentale, savoir, que tous les penchants et les sentiments sont nécessaires ; autrement, la nature ne les aurait pas donnés à l'homme ; mais ils doivent être contenus dans de certaines bornes ; si l'un d'eux vient à prédominer, la vénération, par exemple, ce penchant qui nous porte à adresser nos hommages à d'autres hommes et à nous humilier devant eux, on cherchera à le réprimer à l'aide des penchants contraires, des antagonistes. Dans ce cas on tâchera de développer l'estime de soi, la circonspection, dont les effets sont tout opposés. Si, au contraire, on voulait faire naître le sentiment de la vénération, on rabaisserait l'estime de soi, l'amour de l'approbation, la circonspection, et on ferait parler la bienveillance, l'amitié, l'amour du merveilleux. Ces exemples suffiront pour montrer comment on peut de bonne heure, chez l'enfant et l'adulte, et même plus tard chez l'homme, modifier les facultés cérébrales mauvaises. Les ouvrages nombreux où les moralistes ont consigné leurs préceptes sur cette matière ne contiennent pas d'autres préceptes que ceux que nous venons de formuler en règle plus générale et plus facile à saisir.

FACULTÉS INTELLECTUELLES PERCEPTIVES.

Ce sont celles qui nous font apprécier les propriétés des corps. L'œil est bien destiné à sentir la coloration de la matière, l'oreille les ondes sonores, etc., mais il faut que le cerveau juge et analyse les sensations qui ont été produites dans ces organes ; à lui seul appartient la faculté de juger. Les organes que nous venons de nommer reçoivent l'impression ; les cordons conducteurs que l'on nomme nerfs transmettent l'impression jusqu'au cerveau, celui-ci nous donne seul la conscience de ce qui s'est passé au dehors. C'est encore lui qui reçoit les sensations internes qui ont pris naissance dans les viscères du ventre et de la poitrine. Le cerveau, après avoir comparé entre elles et analysé les sensations, détermine une série d'actions exécutées par les organes du mouvement, qui sont sous l'empire de la volonté.

Cette influence du cerveau ne se borne pas seulement au système musculaire, elle s'étend à tous les organes intérieurs. On voit les fonctions digestives se troubler, des vomissements survenir, une teinte jaune se répandre sur toute la peau, le cœur battre avec force, lorsque quelques grandes passions, comme la joie, la colère, le chagrin, viennent à se manifester. Les facultés intellectuelles, envisagées comme modificateurs de la santé, occupent le premier rang parmi toutes les autres, surtout chez l'homme vivant en société et sous l'empire des passions continuelles qui le dominent. C'est dans les premiers temps de la vie que les perturbations qu'elles apportent sont funestes à la santé. Ne les voyons-nous pas alors produire dans le corps de l'enfant des maladies qui altèrent profondément sa constitution ?

CHAPITRE V.

—

DE L'EXERCICE MUSCULAIRE ET DE SON INFLUENCE SUR LA SANTÉ.

On donne le nom de gymnastique à cette branche de l'hygiène qui traite des différentes espèces d'exercice. L'art de la gymnastique, qui était cultivé avec tant de soin par les nations anciennes, a été trop négligé par les modernes. Cependant on a compris de nos jours les services qu'il peut rendre dans le jeune âge, et il n'est pas aujourd'hui un seul établissement consacré à l'éducation de la jeunesse où l'on ne trouve un gymnase.

L'exercice est un ensemble de mouvements réguliers et coordonnés, imprimés au corps par la contraction des muscles ou communiqués par un autre agent. Dans le premier cas, on dit que *l'exercice est actif :* c'est ce qui a lieu dans la marche, la course, le saut, la danse, la lutte, le maniement des armes, etc. Dans le second cas, l'exercice est *passif*, et le mouvement communiqué, comme dans l'exercice de l'escarpolette, de la voiture, de la navigation ; il en est d'autres que l'on nomme *exercices mixtes*, comme celui de l'équitation, de la natation.

DES EXERCICES ACTIFS.

Platon partageait la gymnastique en trois grandes divisions qui méritent d'être conservées. 1° L'*orchestrique* était formée de la danse et de toutes les espèces qui ne s'élevaient pas à moins de cent quatre-vingts. La danse étant chez eux une véritable pantomime destinée à rendre les diverses passions et les mouvements de l'âme, on ne doit pas s'étonner de la voir composée de tant d'espèces. 2° La *palestrique*, ou exercice des palestres, se composait de la lutte, du pugilat, de la course, du pancrace, etc. 3° La *sphéristique* était l'exercice qui consistait à jeter des balles, des disques ou d'autres corps.

Effets des exercices actifs. Le principal effet d'un exercice, quel qu'il soit, pouvu qu'il force à contracter un certain nombre de muscles, est d'augmenter sensiblement leur volume et leur énergie. On voit ces effets se produire très-manifestement chez les hommes qui se livrent à une profession manuelle, dont l'exercice exige l'action incessante de certaines parties du corps. Celui qui porte de lourds fardeaux sur les épaules présente les muscles du tronc, des épaules, du cou et des bras très-développés ; chez le danseur, ce sont les muscles qui entourent les hanches et ceux de la cuisse et de la jambe. Chez l'athlète, tous les muscles du corps étant également exercés, acquièrent la même force : les saillies osseuses sont aussi plus marquées.

L'exercice actif excite l'appétit. Lorsque l'estomac contient des aliments, et que le travail digestif s'accomplit, il faut ne faire que des mouvements modérés ; ceux qui sont violents ou trop longtemps continués dérangent cette fonction. On voit même de graves indigestions en être la suite, surtout chez les personnes dont l'estomac est faible. Les Romains gardaient un long repos, bientôt suivi de sommeil, après leur repas du soir (*cœna*), qui était fort copieux. Les personnes qui se mettent immédiatement à travailler de tête après avoir mangé contrarient la digestion, nuisent à leur santé, parce que toutes les forces venant à se concentrer dans le cerveau, l'estomac se trouve privé de celles qui lui sont nécessaires pour l'exercice de sa fonction.

Dans le moment où s'effectuent les mouvements, la respiration et la circulation s'accélèrent beaucoup, le sang est retenu dans les organes de la poitrine. Cependant si le poumon n'est pas malade, l'exercice agit favorablement sur la structure de la poitrine. On la voit s'élargir, s'évaser par le haut, ses mouvements deviennent plus libres et plus énergiques. Ces effets salutaires se remarquent chez les enfants et les jeunes filles dont la constitution est délicate, et qui franchissent avec peine l'âge de la puberté. La sécrétion de la peau est plus facile et plus copieuse, et toutes les fonctions des viscères du ventre sont activées. L'appétit est plus vif ; les aliments sont digérés mieux et plus rapidement ; on a moins à redouter l'accumulation de la graisse dans les tissus. L'embonpoint est plus fréquent chez les personnes qui ont horreur du mouvement que chez les autres.

L'organe de l'intelligence ne participe pas à l'activité des autres organes ; il languit même sans force et sans énergie, lorsque la gymnastique devient l'unique occupation de l'homme. Galien disait que les athlètes ne travaillaient qu'à faire du sang, comme les bêtes, et qu'ils ne connaissaient pas les biens de l'esprit. Plutarque les comparait aux colonnes des gymnases. Les statuaires leur donnaient une petite tête et un front peu élevé.

L'exercice, ayant pour résultat de développer tous les organes qui servent à la nutrition, ceux de la digestion, de la respiration, de la circulation, etc. est surtout indispensable aux personnes sédentaires, qui tiennent toujours en éveil leur intelligence, et qui vivent, pour ainsi dire, presque exclusivement aux dépens de leur système nerveux. Il convient donc aux jeunes gens et aux adultes qui se livrent avec ardeur à l'étude, aux jeunes filles qui, par suite de leur éducation, sont forcées de s'emprisonner dans leurs maisons; aux hommes d'une constitution nerveuse, mélancoliques, épuisés par les veillées et les travaux de cabinet. Qu'ils imitent la sage conduite des anciens, qui ont si bien pratiqué les préceptes de l'hygiène; ils venaient se délasser dans leurs gymnases du soin des affaires publiques. Tous les philosophes de l'antiquité recommandent les exercices gymnastiques, et leur accordent une grande part dans la conservation de la santé.

Les mouvements actifs ne peuvent pas être prescrits à tous les enfants sans distinction. Ceux qui ont déjà une maladie déclarée de poitrine, des hernies, une disposition aux palpitations, doivent s'en abstenir. L'exercice est utile aux enfants délicats, surtout lorsqu'ils sont menacés de maladies de poitrine ou rachitiques. Les déviations des membres, les difformités de la taille, ont même été traitées avec les plus grands succès par des moyens empruntés à la gymnastique.

Les exercices les plus usités sont : la marche, dont la durée doit être mesurée sur les forces de l'individu ; l'escrime, la danse, la course, la chasse, la lutte, le chant, la lecture, la natation. Nous avons parlé des avantages de la natation, en traitant des bains froids, parce que ses principaux effets dérivent de l'action exercée par la température de l'eau, et par le mouvement de celle-ci. Cependant la contraction musculaire a aussi une grande part dans ces effets.

La parole, pour être nettement articulée, exige une certaine précision dans le jeu des muscles du larynx. En même temps, les autres parties de l'appareil respiratoire concourent à l'accomplissement de cette fonction. Lorsqu'on exerce souvent l'appareil vocal, la voix devient plus forte, plus nette, la respiration plus large, les muscles de la poitrine ont plus d'énergie, l'appétit est plus vif. L'action de parler à haute voix est utile après le repas et accélère la digestion.

La déclamation étant un exercice plus soutenu et qui demande aux muscles de la poitrine et du larynx une certaine énergie, ne pourrait pas convenir aux enfants dont les poumons sont malades. On peut, avec certaines précautions, en retirer d'excellents effets chez la plupart des hommes. Toutefois, si elle était portée trop loin comme chez les acteurs, elle pourrait déterminer des enrouements incurables et des crachements de sang fort dangereux.

Les effets d'un silence prolongé pendant plusieurs mois et même plusieurs années sont également très-nuisibles. On a vu la phthisie laryngée, la consomption et la perte de la santé se déclarer chez des prisonniers condamnés à un silence absolu pendant une longue détention cellulaire. C'est également dans de pareilles conditions que l'immobilité du corps et l'insuffisance de l'exercice musculaire sont venus prouver jusqu'à quel point l'homme a besoin d'air et d'espace pour jouir de la santé.

EXERCICES PASSIFS.

La promenade en voiture, la navigation, la litière, l'escarpolette, la bague, etc., sont des exercices entièrement passifs dans lesquels le corps ne prend aucune part au mouvement qui lui est imprimé. Ils ralentissent la circulation et la respiration, favorisent le travail digestif et accumulent la graisse dans le tissu cellulaire. Telle est la cause de l'embonpoint de certaines personnes qui vont habituellement en voiture. En résumé, les mouvements passifs donnent du ton sans stimuler, et répartissent, dans tous les organes, les divers fluides qui servent à la nutrition. Ils conviennent aux convalescents et aux valétudinaires.

EXERCICES MIXTES.

L'équitation exige de l'homme qui s'y livre certains mouvements dans les membres inférieurs et supérieurs. Les muscles du tronc et du dos plus particulièrement, ceux de la partie interne des cuisses, agissent même avec assez de force pour que le cavalier y ressente une certaine fatigue. Il faut d'ailleurs faire la part de cette contraction simultanée et instantanée de tous les muscles, qui est destinée à prévenir les secousses que le cheval imprime au corps. C'est là une nouvelle cause de fatigue. L'exercice du cheval offre plus d'avantages pour la santé que la promenade en voiture.

DU SOMMEIL ET DE LA VEILLE.

Les organes qui composent le corps humain n'ont pas tous la même activité pendant la durée de son existence; on peut même dire que tous se reposent quoique à différents degrés. Les organes qui, comme le poumon, le cœur, l'intestin, les reins, le foie, etc., servent à la composition et à la décomposition, ne jouissent que d'un temps de repos assez court. Ne faut-il pas que le sang circule sans cesse dans les vaisseaux, que les poumons élaborent celui qui leur est apporté, que l'intestin introduise incessamment les matériaux nécessaires à la nutrition? Cependant les organes qui paraissent être continuellement occupés, se reposent aussi. Le cœur, par exemple, se contracte et se relâche comme les autres muscles. Les veines et les artères, ces conduits actifs du sang, ne sont pas non plus sans cesse en action.

D'autres organes, d'autres fonctions peuvent rester oisifs durant un temps fort long, sans que l'existence soit menacée; bien plus, pour que celle-ci se soutienne, il faut qu'ils se reposent. Le cerveau, les muscles exercent des fonctions intermittentes. On donne le nom de sommeil à la suspension momentanée et naturelle de l'action du cerveau et des muscles. Toutefois le sommeil peut exister sans que ces organes restent entièrement inactifs; les rêves, le somnambulisme naturel sont des états de sommeil pendant lesquels le cerveau et les muscles agissent partiellement. Quelquefois l'intelligence acquiert une énergie insolite. Condillac nous apprend qu'il résolvait parfois, pendant son sommeil, des questions délicates de métaphysique.

Le sommeil a pour effet de diminuer et de suspendre momentanément les fonctions du cerveau, des muscles, et d'exciter les autres. C'est ainsi que la respiration, quoique plus lente, devient plus large, le pouls plus fort, plus dur, la digestion plus prompte, la température du corps augmente ainsi que les quantités de sueur. Aussi Hippocrate a-t-il dit que la veille est l'état d'effort du système sensible et locomoteur (cerveaux, nerfs et muscles); le sommeil un état d'effort de tout le système nutritif (poumon, intestin, cœur, etc.). Cette pensée, aussi juste que profonde, nous donne une idée fort exacte de ces deux états opposés, ainsi que des autres effets que produit le sommeil. On sait que l'embonpoint est très-marqué chez les individus qui dorment beaucoup.

Il est impossible de limiter la durée du sommeil. Si un homme a dépensé toutes ses forces musculaires dans un exercice fatigant, il aura besoin de dormir huit ou dix heures ; il en sera de même si le cerveau, cette source du fluide nerveux, est épuisé. Chez l'enfant, jusque vers la septième année, le sommeil est un besoin. Les femmes, en raison de la forte excitation du système nerveux pendant la veille, doivent se livrer plus longtemps au sommeil. Le veillard n'étant plus servi par des organes aussi énergiques, répare moins promptement les pertes qu'il fait, aussi son sommeil doit-il être prolongé. L'adulte sain, et exerçant avec modération tous ses organes, ne doit pas dormir plus de sept heures.

Le corps affecte, pendant le sommeil, la position horizontale, les membres sont à demi fléchis ; la tête doit être plus haute que les pieds.

L'air circulera librement dans la chambre à coucher. Jamais les fenêtres ne doivent être ouvertes. Le feu est nécessaire quand il existe de l'humidité, ou pendant l'hiver. C'est une grave erreur que de croire qu'il est bon de coucher sans feu. Le lit ne doit pas être trop mou ni trop chaud, surtout pour les jeunes gens. Il faut cependant que les couvertures empêchent le refroidissement auquel le corps est disposé, parce que la faculté de produire la chaleur est alors diminuée. Un grand nombre de maladies n'ont pas d'autre origine que le froid éprouvé durant le sommeil.

Lorsqu'on est réveillé, il faut quitter brusquement et immédiatement le lit, prendre les vêtements, satisfaire les besoins les plus naturels, et procéder sans le moindre retard aux soins de propreté, laver le visage à l'eau froide dans toutes les saisons de l'année, passer plusieurs fois ce liquide dans la bouche et faire la toilette des pieds, des mains et des autres parties du corps.

Ces règles ne comportent aucune exception. Il ne faut point remettre à une autre époque de la journée des prescriptions dont l'observance est indispensable à la conservation de la santé. Il vaut mieux se lever de meilleure heure pour trouver le temps de les exécuter.

CHAPITRE VI.

EXCRETA.

Le corps de l'homme est un composé de parties solides et liquides, dans lequel pénètrent incessamment d'autres matières liquides et solides en dissolution et un gaz, l'oxygène de l'air. Elles servent à nourrir les organes, après avoir subi divers changements et s'être combinées molécule à molécule avec les tissus. En même temps que ce travail de combinaison, de formation s'opère, un autre tout à fait inverse, de décomposition, de déperdition s'effectue. Il s'échappe sans cesse de notre corps des substances solides, liquides et gazeuses qui proviennent de l'usure des parties, n'ont plus aucune destination particulière, et nuiraient même à la santé si elles n'étaient pas expulsées. On appelle *excrétion* l'acte par lequel un organe se débarrasse des produits inutiles, et *excreta* ces mêmes produits qui sont rejetés au dehors. La vessie est une cavité destinée à recevoir et à expulser l'urine. L'acte auquel se livre cet organe s'appelle l'excrétion de l'urine; l'excreta ou mieux l'excretum est l'urine.

Les matières qui sont le résidu de la digestion constituent des excreta solides, liquides et gazeux. Il en est de même de la chute continuelle et considérable des lamelles solides qui couvrent la peau, et qu'on appelle épiderme. Elles tombent en énorme proportion et se trouvent mêlées à la sueur desséchée, aux sels que ce liquide tient en dissolution et à une matière grasse qui s'écoule sans cesse et adhère à la peau.

Viennent ensuite les matières liquides qui s'écoulent par le nez et la bouche. Le mucus est une humeur qui contient une grande quantité de lamelles propres aux membranes intérieures et qui en tapissent la surface (épithelium).

Les poils, les cheveux, les ongles sont d'autres produits solides qui se forment sans cesse, qui s'usent, se détruisent et doivent être entretenus avec tout le soin possible.

Le gaz acide carbonique que le poumon chasse continuellement à chaque expiration que nous faisons est le résultat de l'*excrétion* pulmonaire et constitue un véritable *excretum*, c'est-à-dire un résidu qui a servi et qui est destiné à être expulsé.

En résumé, le corps de l'homme peut être comparé, ainsi qu'on l'a fait, à un tourbillon dans lequel pénètrent continuellement des corps solides, des liquides et des gaz qui en ressortent changés, métamorphosés, ou qui s'y détruisent complétement pour donner naissance à d'autres corps qui en sortent sous une nouvelle forme. C'est à l'aide du mystérieux travail que l'on nomme la nutrition que s'opère cette métamorphose. Les mouvement de composition et de décomposition doivent se balancer dans une proportion convenable et sans laquelle la santé s'altère; aussi toutes les maladies, quelque légères qu'elles soient, apportent-elles une perturbation profonde dans l'activité de chaque excrétion et souvent dans la quantité et la qualité du produit excrété. Dans des cas beaucoup plus rares que ne se l'imaginent les gens du monde, ce trouble est la cause de quelques maladies; presque toujours, il en est déjà l'effet.

En général, par une sage et admirable prévoyance de la nature, toutes les excrétions sont en grande partie soustraites à la volonté de l'homme. S'il résiste pendant quelque temps aux sensations internes ou besoins qui l'avertissent d'obéir, il en est cruellement puni par quelque infirmité ou quelque maladie. Ainsi donc la première règle à suivre est de donner issue aux diverses matières accumulées dans les réservoirs dès que la sensation se fait sentir.

En second lieu, les excrétions doivent être autant que possible régulières et s'effectuer aux mêmes heures de la journée.

Il est toujours dangereux d'activer, de ralentir et surtout de supprimer une excrétion. C'est ainsi que les sueurs trop abondantes excitées par les vêtements trop chauds, par une chaleur artificielle, par des bains de vapeur et l'exercice, peuvent, lorsqu'elles sont arrêtées brusquement, devenir causes de fluxion de poitrine, de rhume, d'extinction de voix, de rhumatisme.

Toutes les fois qu'une excrétion est plus abondante que de coutume, on peut être sûr qu'une autre est diminuée. Cette règle ne souffre pas d'exception. Si la peau est moins bien couverte ou si le froid atmosphérique est intense, la sueur est réduite à son minimum de quantité, et alors la proportion d'urine augmente. Dans d'autres cas, c'est la quantité de liquide fourni par le nez ou par les voies respiratoires qui s'accroît, à un point tel qu'il y a alors maladie. Les rhumes de cerveau, de poitrine, les maux de gorge se développent précisément de cette manière. Personne n'ignore qu'ils se montrent surtout à la suite des variations de température, par le passage du chaud au froid, au printemps, en automne. La cause doit en être cherchée dans la suractivité à laquelle la fonction des organes respiratoires est tout à coup condamnée par la diminution de la fonction cutanée.

Si la peau cesse de transpirer, comme à son habitude, les organes formateurs de l'urine prennent plus d'énergie ; d'autres fois, c'est sur l'intestin que se porte cette activité. Ainsi donc aucun organe ne peut diminuer, ralentir ou cesser de sécréter et d'excréter sans qu'aussitôt la besogne ne retombe sur un autre. C'est à ce moment que la santé se trouble. L'hygiène consiste donc à empêcher ces perturbations en laissant à chaque agent son action naturelle ; aussi tenir le corps à une température à peu près constante, tel est le point essentiel pour les excrétions de la peau, ainsi que pour la membrane qui tapisse les voies respiratoires. Ne pas surcharger l'estomac et l'intestin d'aliments ou de boissons stimulantes ou débilitantes, voilà pour les organes digestifs. Mais il importe, avant tout, de soustraire le système nerveux à toute cause capable de le troubler ; car, de là proviennent les perturbations les plus promptes et les plus grandes dans les excrétions. Le chagrin, la terreur et toutes les passions de l'âme arrêtent , suspendent ces importantes fonctions ; de là naît un certain nombre de maladies.

Action du tabac. L'homme provoque artificiellement et pour son plaisir certaines excrétions. A l'aide d'une poussière fine qu'on appelle le tabac, il irrite sans cesse la membrane qui tapisse l'intérieur du nez et excite tout à la fois la sensation des odeurs, la stimulation du cerveau et l'écoulement des matières muqueuses. Il ne faut attendre aucun effet favorable à la santé de cette singulière habitude. Tout ce qu'elle peut faire de moins mal, c'est de ne pas nuire et de n'être que malpropre. Cependant, lorsqu'elle est portée à un degré extrême, elle finit par détruire l'odorat ; loin d'exciter, elle engourdit ; on est alors contraint de porter le tabac à des doses considérables pour lui faire produire quelque effet.

Nous en dirons autant de l'action de la fumée de tabac. Elle pique et stimule la membrane interne de la bouche, provoque une saveur forte qui plaît aux fumeurs, active la sécrétion de la salive, souvent à un degré extrême, en même temps elle engourdit le cerveau, le plonge dans une demi-torpeur à l'aide de la nicotine, principe narcotique qu'elle renferme en très-minime proportion. La fumée de tabac ne détermine aucun des effets merveilleux que lui attribuent les ama-

teurs. Loin de fortifier et de raffermir les gencives, elle les détrempe et les ramollit dans la
salive qui s'accumule sans cesse dans la bouche.
Elle n'empêche pas la carie des dents, et elle les
jaunit et les noircit à coup sûr pendant que le
tuyau de la pipe les use et s'y creuse une gout-
tière plus ou moins profonde. Lorsqu'elle n'excite
pas une salivation, qui est d'autant plus nuisible
qu'elle est plus abondante, elle cause alors de la
sécheresse au gosier, excite à boire, et par conséquent amène l'ivrognerie. Les fumeurs accordent
au tabac le pouvoir de disposer au travail intel-
lectuel et de le rendre meilleur et plus productif.
C'est le contraire qui est la vérité. Il est en usage
chez les peuples de l'Orient, qui travaillent fort
peu, et l'on est en droit d'affirmer qu'après avoir
mis un temps irréparable à fumer, on en perd
encore un autre à surmonter la torpeur dans
laquelle le tabac ne manque pas de plonger
tout le système nerveux. Quant à ceux qui en
font abus, tout le monde sait qu'ils ne peuvent
plus même fournir à une conversation intelli-
gente, et qu'ils tombent dans l'assoupissement
ou dans un état intermédiaire entre la veille
et le sommeil.

L'action de fumer l'opium est aussi contraire
aux mœurs qu'à la dignité de l'homme et à sa
santé. Fort heureusement que les Européens ne

se sont pas encore avisés de recourir à ce poison :
singulier plaisir !

Nous n'avons rien à dire de l'action du tabac
que l'on place dans l'intérieur de la bouche, si
ce n'est que cette habitude est condamnée par la
bienséance et par le soin de notre santé. On doit
ranger dans la même catégorie que ce mastica-
toire, ceux que l'on forme dans certains pays
avec la chaux vive et le bétel. La seule différence
consiste en ce que celui-ci dissout les dents et les
fait tomber, tandis que l'autre les jaunit et les
rend puantes.

HYGIÈNE DES AGES.

CHAPITRE PREMIER.

—

HYGIÈNE DE L'ENFANCE.

Nous avons exposé les règles générales de l'hygiène, qui s'appliquent à tous les hommes quels
que soient leur âge, leur tempérament, leur constitution, le climat qu'ils habitent, etc. Nous avons
même indiqué les nombreuses exceptions que
chaque circonstance individuelle peut apporter à
la règle générale : mais notre tâche ne serait qu'à
moitié remplie si nous ne consacrions pas un chapitre spécial à l'hygiène et aux maladies de l'enfance. N'est-ce pas en effet dans le premier âge
que se forme une organisation robuste ou chétive,
qui exerce une si puissante influence sur la destinée ultérieure de l'homme? N'est-il pas démontré aujourd'hui que le physique exerce un souverain empire sur le moral et sur toutes nos déterminations intellectuelles? Il faut donc chercher
de bonne heure à établir une parfaite harmonie
entre ces deux conditions essentielles de notre

existence. On ne peut y parvenir qu'à l'aide d'une hygiène sagement entendue, et en rendant vulgaires ses moindres préceptes. C'est sous ce point de vue philosophique que l'hygiène est apparue à Friedlander, lorsqu'il a dit : « L'éducation physique est l'art de favoriser le développement différent dans les divers individus et de perfectionner leurs organes et leurs dispositions, toujours en rapport avec les agents qui nous entourent et avec un état social plus civilisé. »

DE L'ÉDUCATION PHYSIQUE.

L'éducation physique ne peut pas être séparée de l'hygiène ; pour qu'elle soit dirigée avec certitude, il faut qu'elle ait pour base la connaissance approfondie de l'organisation de l'homme et de la science de la vie. Or ces deux sciences appartiennent à la médecine, qui doit chercher dans des formules simples et à la portée de tout le monde, à tracer les règles invariables sur lesquelles repose l'éducation physique de l'enfance.

A qui l'hygiène ainsi comprise, peut-elle être plus utile qu'à l'homme honorable appelé par ses fonctions à suivre et à diriger l'enfant depuis son bas-âge jusqu'au moment où il devient homme et prend possession de sa liberté ?

Le maître chargé de l'éducation morale et intellectuelle est contraint par la nature même des choses, de diriger l'hygiène des jeunes enfants qui lui sont confiés. Il faut donc qu'il soit initié à quelques-unes des notions que lui enseigne cet art, s'il ne veut pas violenter l'organisation, lui demander plus qu'elle ne peut donner et, disons-le, s'il veut se rendre compte d'une foule de faits importants qui frappent son esprit et dont la portée lui échappe à moins qu'il ne soit initié à l'hygiène de l'enfance.

D'autres considérations rendent encore nécessaire un exposé complet des soins qu'exige l'âge tendre. L'établissement des écoles d'enseignement primaire, en réunissant sous les yeux d'un maître attentif et éclairé un grand nombre d'enfants de tous âges, lui fait un devoir de veiller à la conservation de leur santé. Quel espoir ne doit-on pas fonder sur de tels établissements, qui permettent de donner à la jeune population qu'on y élève, la force physique et l'énergie morale que nos institutions doivent toujours faire marcher de front !

L'institution des salles d'asile est encore une de ces œuvres de bienfaisance, nous dirons même de prévoyance sociale, qui commandent une étude attentive de l'hygiène. Nous ne concevrions pas que les personnes placées à la tête de ces établissements pussent ignorer les préceptes de cette science; c'est aussi pour elles que nous écrivons.

Nous indiquerons, en parlant de chaque âge, les maladies qui lui sont propres, les moyens de les reconnaître, de les prévenir, et les premiers soins à donner pendant l'absence du médecin. Instruit à l'avance du côté faible et vulnérable de la jeune organisation qui lui est confiée, le maître saura mieux la défendre contre les attaques d'un ennemi dont il prévoit les coups. Toutefois, en signalant les principales affections de l'enfance, notre intention n'est pas d'apprendre à les traiter par des remèdes dont le maniement serait dangereux, mais d'empêcher l'administration de certains médicaments nuisibles, de combattre quelques erreurs accréditées, et surtout de tracer les règles du traitement que l'on nomme hygiénique, et qui consiste dans l'emploi sage et mesuré de tous les agents que nous avons fait connaître.

Comme l'enfant au moment de sa naissance est confié au médecin, nous ne ferons qu'énumérer rapidement les soins qu'il exige. On le lave avec de l'eau tiède ou avec une eau savonneuse, quand la peau est couverte de cet enduit gras qu'il apporte en naissant. Le plus ordinairement il suffit de l'essuyer avec un morceau de toile usée. On lui donne, en attendant le lait de sa mère ou de sa nourrice, de l'eau tiède sucrée et coupée avec du lait. On s'abstiendra de ces sirops amers et de ces drogues que l'on prescrit trop souvent sans nécessité.

Il est une pratique ridicule contre laquelle on ne saurait trop s'élever. Certaines gens, croyant sans doute que la tête de l'enfant est comme une cire molle que l'on peut pétrir sans inconvénients prétendent, à l'aide de manipulations exercées sur elle, corriger la forme vicieuse qu'ils lui trouvent. Si la tête est en effet mal conformée et que cela dépende de l'accouchement, elle reprendra au bout de peu de jours une forme plus régulière ; toutes les pressions qu'on lui ferait subir seraient inutiles, et pourraient même causer la mort.

C'est communément du dixième 'au douzième jour que la cicatrisation du nombril est complète. Passé ce temps, on peut soutenir le ventre avec une ceinture ; mais il n'y a plus à craindre que la cicatrice se rouvre.

Allaitement. La mère doit allaiter elle-même son enfant, à moins que sa santé ne soit trop faible, ou qu'elle ne soit atteinte d'une de ces maladies qui se transmettent comme un funeste héritage, telles que les affections de poitrine, du cœur, le cancer, les humeurs froides, quelques affections cérébrales (épilepsie, folie). Elle pourra encore être dispensée de ce devoir, si sa nourriture est malsaine, insuffisante, si elle habite un endroit mal aéré, humide, ou privé des rayons solaires; placé dans des conditions aussi défavorables, l'enfant contracterait bientôt une affection scrofuleuse; la colonne vertébrale et les membres ne tarderaient pas à se contourner. Il vaut mieux alors le confier à une nourrice.

L'allaitement artificiel à l'aide de biberons de diverses espèces que l'on a proposés ne peut pas convenir aux enfants délicats; il exige d'ailleurs une attention minutieuse dont une mère est seule capable. Cependant il devrait être recommandé, s'il y avait impossibilité absolue de faire nourrir l'enfant par une nourrice, et si le lait de la mère, trop pauvre en principes nutritifs, ne fournissait à l'enfant qu'une alimentation insuffisante. Le lait que l'on emploie, soit à l'époque du sevrage, soit à d'autres époques, doit provenir de vaches qui passent une grande partie de l'année dans les pâturages, et qui ne sont pas enfermées dans des étables étroites et humides, où elles contractent des maladies qui influent sur les qualités de leur lait. Celui qui est le plus riche en principes solides est le lait des vaches qui se nourrissent de betteraves; la luzerne, l'avoine, les pommes de terre, les carottes, quoique donnant un lait d'excellente qualité, sont inférieures à la bet-

terave. Le lait d'ânesse se rapproche beaucoup
du lait de femme par sa composition chimique,
son odeur et sa saveur.

Sevrage. Faut-il prolonger l'allaitement jusqu'à l'éruption des vingt premières dents, c'est-
à-dire jusqu'à la fin de la deuxième année? Sans
doute quelques enfants chétifs et délicats se sont
bien trouvés de cette pratique; mais elle est inutile dans la plupart des cas, et fatiguerait trop la
mère. Il faut, vers les derniers mois de la première année, donner à l'enfant quelques aliments
plus substantiels que le lait, tels que de la soupe,
des bouillies, etc. De cette manière, on prépare
le sevrage, qui doit être amené graduellement et
avoir lieu dans les premiers mois de la seconde
année. Du reste on ne peut rien établir d'absolu
à ce sujet : il n'existe pas d'âge fixe pour sevrer
un enfant. On se règlera sur la force de sa constitution. L'allaitement doit être continué, lorsque
l'estomac on les intestins sont incapables de digérer d'autres substances que le lait, et lorsque
l'éruption des dents tarde à se faire ou qu'il est
accompagné d'accidents.

Maillot. Quand on considère la position qu'occupe l'enfant dans le sein de sa mère, et celle
qu'il prend d'une manière instinctive après sa
naissance, on a droit de s'étonner que les inconvénients du maillot n'aient pas frappé plus tôt tous

les observateurs. Rien n'est plus simple que la situation à donner à l'enfant : après avoir couvert sa tête et sa poitrine de ces vêtements connus de tout le monde, on entoure le bas du corps de langes de toile et de laine en quantité suffisante pour lui conserver une chaleur dont il a grand besoin. On a soin de ne pas serrer ces langes qui exercent sur la poitrine et sur le ventre une compression nuisible, de laisser libres les membres supérieurs et surtout les membres inférieurs, que l'enfant peut alors remuer et mettre dans la position qui lui est la plus naturelle et la plus commode. On a remarqué que les pays où l'on emmaillotte les enfants sont ceux qui présentent le plus de boiteux, de rachitiques, de bossus, tandis qu'on en rencontre très-peu chez les Orientaux et en Amérique. Nous dirons pour résumer ce qu'il importe de savoir sur le maillot, qu'il doit être entièrement proscrit, lorsqu'on le compose d'après les règles anciennes et justement repoussées aujourd'hui ; que le seul vêtement qui convienne à l'enfant, dans la première année, est une étoffe de toile ou de laine, placée sur le corps, et capable de maintenir la chaleur. La propreté, enfin, est le meilleur vêtement à cet âge.

L'enfant ne peut pas soutenir sa tête avant six semaines, deux mois, parce que les muscles du cou et de la colonne vertébrale sont encore trop faibles pour résister à l'action de la pesanteur qui entraîne la tête en arrière. On doit donc avoir l'attention de la maintenir avec les mains quand on prend l'enfant sur les bras, ou de la faire reposer sur un oreiller. La position couchée est celle qui convient le mieux durant les premiers mois.

Accidents de la dentition. C'est pour avoir mal interprété les phénomènes naturels, ou par ignorance, que l'on représente la dentition comme une époque terrible, que l'enfant ne traverse jamais sans orage. Comment imaginer en effet que la nature procède toujours d'une manière violente dans ses opérations? Sans doute, il est un certain nombre d'accidents qui peuvent être rapportés à l'éruption des dents, mais on les a exagérés en mettant sur le compte de cette fonction les maladies qui doivent être attribuées à d'autres causes, et spécialement les affections graves qui viennent à cette époque de la vie et coïncident avec l'apparition des premières dents. Voici quels sont les phénomènes qui se manifestent : les gencives se gonflent, rougissent, surtout dans le point où la dent fait effort pour soulever l'obstacle qui la retient. Il en résulte une douleur ou une gêne qui porte l'enfant à mordre les corps qu'il introduit instinctivement dans sa bouche. La douleur est quelquefois assez forte pour exciter des pleurs, une agitation continuelle, de la fièvre, des convulsions. On voit aussi la rougeur s'étendre à toute la membrane qui tapisse la bouche. Il survient alors un écoulement abondant de salive, un dévoiement qui s'arrête ordinairement de lui-même, ou des vomissements, des hoquets, des maladies de la peau et du cuir chevelu, des croûtes dites laiteuses, de la suppuration derrière les oreilles. C'est dans le cours des deux premières années que l'on voit survenir les accidents de la dentition. On peut les prévenir à l'aide d'une hygiène sagement entendue. Il faut placer l'enfant dans un air pur et vif, que traversent les rayons solaires ; on a remarqué que la dentition se faisait plus facilement dans les campagnes que dans les villes. Par intervalle, la peau sera lavée avec une eau savonneuse, frictionnée plusieurs fois avec de la flanelle ou de la grosse laine : les bains tièdes seront aussi d'un grand secours chez les sujets irritables. Les potages au bouillon, de l'eau trempée de vin ou contenant une substance amère (gentiane, houblon, chicorée), seront utiles aux enfants lymphatiques, faibles et cacochymes, à peau blanche, à tissus mous. On fortifie le système dans ce cas ; on cherche à adoucir l'irritation des gencives avec la décoction émolliente de guimauve, le blanc d'œuf, la crême, le sirop de violette ou de guimauve mêlé avec un peu d'eau de rose. Quant aux hochets de cristal, d'argent, d'ivoire, nous dirons avec Rousseau : « Prenons l'instinct pour exemple ; on ne voit pas les jeunes chiens exercer leurs dents naissantes sur des cailloux, sur du fer, sur des os ; mais sur du bois, du cuir, des chiffons, matières molles qui cèdent et où la dent s'imprime. » Un morceau de guimauve convient mieux que le hochet le plus riche.

Maladie de la peau, teignes. La peau dans la première enfance est le siége de nombreuses affections. Elle jouit d'une activité très-grande et doit être regardée comme un organe chargé de rejeter au dehors une grande quantité de fluide dont l'économie cherche à se débarrasser. Chez le vieillard au contraire, elle devient sèche, ses pores se bouchent et ses fonctions sont réduites à peu de chose. Toute l'hygiène envisagée sous ce point de vue consiste à renfermer dans de justes bornes l'exhalation de la peau.

Les enfants très-gras sont sujets à se couper dans les plis des articulations. On prévient ces gerçures en saupoudrant l'aine, l'aisselle, le cou, d'amidon, de lycopode, de poussière de bois vermoulu, passée au tamîs ; on lavera fréquemment ces parties avec de l'eau tiède. Quelquefois des rougeurs assez étendues se montrent aux aines et aux cuisses ; elles se produisent chez les en-

fants qui ne sont pas tenus proprement et dont
la peau est irritée par le contact des urines et des
matières excrémentielles. Les lotions adoucissan-
tes et la propreté sont de prompts remèdes pour
les guérir. Les efflorescences, les boutons rouges,
les rougeurs de différente nature ne réclament
pas de soins autres que ceux que nous avons in-
diqués.

Les croûtes dites laiteuses sont des écailles
sèches, peu épaisses, jaunâtres, ayant leur siége
sur le cuir chevelu, et occasionnées ou du moins
entretenues le plus ordinairement par le ricicule
préjugé qu'il ne faut pas tenir propre la tête des
enfants. Ces croûtes que l'on peut laisser sans
inconvénient, quand elles ont peu d'étendue,
sont souvent, par suite des mauvais soins, ou par
le vice de la constitution des sujets, remplacées
par la teigne et finissent par causer la perte irréparable des cheveux.

De la Teigne. — *La teigne muqueuse* est très-
fréquente chez l'enfant à la mamelle, vers l'âge
de trois, cinq et huit mois. C'est un suintement
fétide qui agglutine les cheveux en se desséchant
et donne naissance à des croûtes épaisses ; souvent cette teigne envahit la tempe, le front, les
oreilles ; en même temps, les glandes du cou s'en-
gorgent. Quoique n'étant pas contagieuse, il faut,
dans les salles d'asile, isoler des autres enfants

ceux qui en sont atteints, à cause de l'odeur désagréable qu'ils exhalent et des soins assidus qu'ils
exigent.

La teigne faveuse se reconnaît à de petites cavités, semblables aux alvéoles des ruches d'abeil-
les, que l'on aperçoit à la surface de la peau quand
on a arraché les croûtes qui les couvraient. Il en
sort une matière jaune, de la consistance du miel
(*favum*). Elle se montre chez les enfants de sept
à huit ans et se transmet facilement par les brosses,
les peignes, ou le seul contact ; il faut donc empêcher toute communication entre le malade et
les autres enfants.

Il ne faut pas oublier, lorsqu'on veut porter
remède à ces maladies, qu'elles dépendent très-
souvent du mauvais état de la constitution. L'hygiène doit venir alors en aide pour les faire cesser.
Dans ce but, on prescrit l'air sec et souvent renouvelé, l'exercice, la promenade, les frictions
sèches sur la peau, les bains de savon, sulfureux,
ou d'eau simple, la plus grande propreté, soit
des vêtements, soit de la tête ; si on ne peut raser
les cheveux on les coupe avec soin. Lorsqu'on a
fait tomber les croûtes avec des cataplasmes de
farine de graine de lin, appliqués à nu, on lave
la tête avec de l'eau de guimauve, de savon, ou
de Barège. De cette manière, on dispose tout pour
la guérison qui se fait presque toujours attendre

longtemps, et qui ne peut arriver qu'entre les mains du médecin; ces affections sont très-rebelles au traitement. La nourriture doit être de bonne qualité, choisie parmi les viandes, lorsque le sujet est lymphatique ou scrofuleux. Les boissons amères de houblon, de gentiane, le sirop antiscorbutique, le vin pur ou additionné de quinquina sont aussi d'une grande utilité.

Un préjugé qu'il faut s'efforcer de combattre, parce qu'il rend souvent incurables les diverses espèces de teignes, c'est qu'il serait dangereux de les guérir. A en croire les gens qui débitent de pareilles absurdités, la teigne et toutes les éruptions hideuses qui défigurent l'enfance, ne seraient que des égouts naturels destinés à conduire au dehors toutes les impuretés de l'économie. Nous ne chercherons pas à réfuter une semblable erreur, qui n'a été accréditée que par l'ignorance. Nous dirons seulement que, dans certaines circonstances assez rares, la guérison du mal ne se ferait pas sans inconvénient, si elle était amenée trop vite; mais que dans tous les cas, il importe de ne pas lui laisser faire de progrès. D'ailleurs, l'établissement d'un vésicatoire ou d'un cautère préviendrait toute espèce d'accident.

L'homme, dans notre climat tempéré, est obligé, durant le cours de son existence, de subir un certain nombre de maladies. C'est là en quelque sorte une épreuve dont personne n'est exempt. La petite vérole, la rougeole, la scarlatine sont des affections de la peau qui ont le funeste privilége de sévir sur tous les hommes au moins une fois dans leur vie.

Petite vérole. Nous ne parlerons pas de la petite-vérole, dont le préservatif infaillible est l'introduction sous l'épiderme d'une certaine quantité du virus qu'on nomme vaccin. Qui n'a pas vu pratiquer cette opération si petite en apparence, et dont les résultats sur la santé des populations sont si grands, qu'on a placé avec raison ses bienfaits au-dessus de ceux qu'a pu procurer la découverte d'un nouveau monde? Les détracteurs de la vaccination, s'il en existe encore, ne doivent pas chercher dans ce livre une réfutation de leurs singulières idées. L'hygiène pas plus que la vaccination ne sont faites pour eux.

Il faut seulement reconnaître aujourd'hui, d'après un nombre considérable de faits recueillis par les hommes les plus éclairés, que la vaccine a perdu un peu de sa propriété préservatrice. Toutefois, si elle n'empêche pas aussi sûrement qu'il y a quelques années toute atteinte de petite vérole, du moins, elle rend encore, en pareille circonstance, un service signalé. La petite vérole qui se déclare alors est sans danger ; les cicatrices qu'elle laisse après elle sont nulles, et la durée de la maladie très-courte. En présence de ces faits, presque toutes les contrées de l'Europe ont admis la nécessité de soumettre à une seconde opération tous ceux qui ont été vaccinés une première fois. C'est ordinairement quinze années après la première vaccination qu'on en pratique une seconde. La vertu préservatrice et efficace du virus vaccinal s'étend au moins au laps de temps que nous venons de signaler.

Rougeole. La rougeole s'annonce par des signes qu'il est très-utile de connaître. Les yeux deviennent rouges, gonflés, douloureux, larmoyants, et supportent péniblement l'action de la lumière. Le rhume de cerveau, l'écoulement de sérosité par les narines, le saignement de nez, le rhume de poitrine, qui se reconnaît à une toux fréquente et sèche dans le principe sont de bons signes de la maladie. Il en est d'autres qu'il faut noter encore, tels que le malaise, l'accablement, le mal de tête, les envies de vomir, le vomissement, la couleur blanche de la langue, la tendance au sommeil, la fièvre, etc. Enfin l'on voit paraître le symptôme décisif qui consiste en des taches rouges à la peau, semblables à des morsures de puce, avec lesquelles on peut les confondre. Ces plaques rouges sont peu saillantes, leurs bords irréguliers ; elles finissent par se réunir. Les taches occupent d'abord le front, la face, puis s'étendent au cou, à la poitrine, au ventre, au dos, aux bras, aux jambes et aux cuisses. Vers le quatrième jour, à dater de l'éruption, les taches pâlissent, la peau devient rude au toucher, se couvre de pellicules qui ne laissent aucune trace après leur chute.

Il faut avoir soin, dès que l'on soupçonne l'invasion de cette maladie, d'empêcher l'enfant de se refroidir, car cette éruption disparaît avec la plus grande facilité. Cependant il ne faut pas, comme on le pratique trop souvent, l'étouffer sous le poids des couvertures, provoquer une sueur trop abondante, une fièvre intense et une congestion qui nuiraient à la marche de la maladie. Une température modérée est la seule qui convienne. Le traitement devra être dirigé par un médecin, car lui seul peut reconnaître s'il existe quelqu'une de ces affections de poitrine, ou d'un autre viscère, qui ont souvent une grande gravité. Les boissons seront émollientes, faites avec des fleurs de mauve, ou de violette, de bourrache ; si l'éruption disparaissait, des boissons très-chaudes, des cataplasmes sinapisés aideraient à la rappeler. C'est surtout la convalescence qui mérite de fixer l'attention. L'hygiène nous offre de précieuses ressources pour la bien diriger. Une chaleur douce, des vêtements de laine ou de flanelle, les boissons émollientes, continuées jusqu'à ce que la toux ait cessé, l'alimentation par des potages, les fécules, le lait, serviront à prévenir les suites trop souvent désastreuses de la maladie.

Scarlatine ou fièvre rouge Cette éruption cutanée, rare chez l'enfant à la mamelle, appartient plus particulièrement à la seconde enfance. Elle est précédée des signes suivants, qui ont plus d'un rapport avec ceux que l'on observe au début de la rougeole et d'autres maladies : lassitude dans les membres, douleur dans la tête, nausées, vomissements, fièvre intense, surtout le soir. Ce qui sert à la faire reconnaître, c'est la douleur en avalant, le mal de gorge et la rougeur dans tout le gosier ; la langue est souvent d'un rouge vif avec un enduit blanc, épais à la surface. Vers le quatrième jour, il paraît sur la peau des taches d'un rouge plus clair que celles de la rougeole et qui s'étendent promptement sur toute la peau. Celle-ci est d'un rouge vermeil écarlate comme si elle avait été barbouillée de jus de framboise. La scarlatine règne souvent d'une manière épidémique, c'est-à-dire sur un grand nombre de personnes en même temps.

Les soins que réclame la maladie au moment où elle débute diffèrent peu de ceux qui sont utiles dans la rougeole. Il en est de même à son déclin et pendant la convalescence. On a surtout à redouter l'hydropisie générale, qui est souvent déterminée par le refroidissement du corps. Aussi doit-on empêcher que les enfants ne s'exposent au froid pendant les six semaines qui suivent la disparition des rougeurs.

Coqueluche. Les rhumes chez les enfants sont trop souvent négligés, et cependant combien de fois ne sont-ils pas le premier signal de maladies de poitrine qui plus tard font périr ceux dont la santé avait été autrefois florissante ! La coqueluche commence à la manière d'un simple rhume et lui succède souvent.

La coqueluche, après avoir simulé la simple toux du rhume pendant quinze à vingt jours, se traduit ensuite par une toux convulsive, revenant par quintes, s'accompagnant d'un sifflement aigu, produit par l'inspiration longue et brusque que l'enfant est obligé de faire; le bruit retentissant de cette toux la fait aisément reconnaître par ceux qui l'ont entendue une fois. Pendant les quintes, le visage se gonfle et devient d'un rouge violet, les yeux s'animent, des larmes s'en échappent, le cou se tuméfie, Lorsque les accès ont une longue durée, la suffocation est imminente, les enfants se cramponnent aux objets qui les environnent ; il est rare qu'ils ne vomissent pas ce qu'ils ont mangé, surtout quand les quintes viennent après le repas, surtout le soir, où elles sont plus violentes et plus rapprochées. La coqueluche varie depuis un mois jusqu'à six mois.

Les enfants qui en sont atteints doivent être éloignés des écoles; car on a remarqué que les autres enfants pouvaient aussi contracter la maladie par *imitation*. Ce que nous disons là pour la coqueluche doit s'appliquer aux affections convulsives, comme l'épilepsie ou mal caduc, la danse de Saint-Guy.

La coqueluche est une des affections sur laquelle l'hygiène a plus de prise que les remèdes empruntés à la pharmacie. Lorsque le mal est à son début, on emploie des tisanes faites avec les fleurs de mauve, de violette, de coquelicot. D'autres médicaments, comme le sirop d'opium, de belladone, d'ipécacuanha et de quinquina, le vésicatoire, les vomitifs, les purgatifs ne peuvent être prescrits que par un médecin. A une époque plus reculée, lorsque les quintes de toux, quoique moins longues, sont encore fréquentes, on usera de bains tièdes et sulfureux, de frictions sur les membres. Rien ne convient plus à la guérison que d'envoyer à la campagne les enfants des villes atteints de cette maladie. Au bout d'un laps de temps fort court, les accès s'éloignent et deviennent moins longs, et l'on voit ainsi disparaître une affection qui avait résisté à tous les traitements. La nourriture n'est pas non plus sans influence : elle doit être substantielle, si l'enfant est faible, d'une constitution chétive et lymphatique; dans ce cas, les tisanes émollientes seront utilement remplacées par les infusions aromatiques, de lierre terrestre, de menthe poivrée, de pouliot, de véronique, d'hyssope; l'usage d'eau trempée de vin, la promenade, l'exercice musculaire et les distractions de toute espèce opèrent une diversion favorable sur le système nerveux.

Croup. Le croup est la plus redoutable affection qui puisse se montrer dans le jeune âge. Les enfants y sont peu exposés dans les premiers mois de la vie; elle devient fréquente depuis trois ans jusqu'à sept.

Les personnes à qui sont confiés les enfants se rappelleront que les maux de gorge en apparence très-simples, les rhumes, les catarrhes pulmonaires, et surtout la rougeole et la scarlatine sont des maladies dans le cours ou à la fin desquelles on voit très-souvent paraître le croup. De toutes les éruptions de la peau, la scarlatine est celle qui le précède le plus ordinairement. Ils devront surveiller avec la plus grande attention la convalescence de ces maladies, qui leur paraissent si légères et pour lesquelles ils ne réclament pas assez souvent les soins de la médecine. Prévenons toutefois que le croup peut saisir l'enfant au milieu de la santé la plus florissante et sans qu'aucune maladie se soit déclarée antérieurement.

Le malade éprouve quelques quintes de toux, que l'on prend d'abord pour un rhume de poitrine. Si le croup règne dans le lieu qu'habite le malade, il faut exercer une surveillance active, car, d'un instant à l'autre, il peut devenir mortel. On devra redouter la maladie si l'enfant se réveille en sursaut, s'agite, et accuse un serrement à la gorge et au cou ; la toux est rauque, la respiration est gênée. Les enfants au moment de l'accès renversent la tête en arrière ; portent automatiquement leurs mains sur le cou, comme pour éloigner un obstacle qui s'opposerait à l'entrée de l'air. Leur visage exprime la plus vive anxiété ; il est rouge ou très-pâle, couvert d'une sueur froide, les yeux sont largement ouverts et hagards : la toux offre un timbre particulier qui, dans les cas les plus ordinaires, caractérise la maladie. Au lieu d'être aiguë, retentissante, semblable au chant du coq ou aux aboiements d'un chien, elle est rauque, étranglée, *rentrée*, c'est-à-dire, ayant l'air de se produire dans le gosier et le haut de la poitrine sans sortir au dehors ; quelquefois elle s'accompagne d'un sifflement argentin, sourd, comme si des pièces de monnaie tintaient dans l'arrière-gorge ; la voix est anéantie, éteinte, non articulée ; l'enfant parle à voix basse et il faut approcher l'oreille près de sa bouche pour entendre ce qu'il dit. La perte de la voix est un des meilleurs signes ; la douleur que les malades accusent dans le cou, la difficulté qu'ils éprouvent à avaler, l'assoupissement, la faiblesse et l'accélération du pouls, la prostration dans laquelle ils tombent, complètent le triste tableau de la maladie. Il n'est pas facile de la reconnaître : on la confond surtout avec le faux croup. Il ne faut jamais oublier d'examiner attentivement et de très-bonne heure le fond de la bouche, et toute l'arrière-gorge, afin de voir s'il n'y existe pas de la rougeur, ou des pellicules blanches, semblables à de la crême, à une bouillie épaisse, ou une véritable peau blanche. Dans le cas où l'on apercevrait ces fausses membranes, il faudrait réclamer à l'instant même l'intervention d'un médecin, car bien souvent elles annoncent le début du croup.

Nous nous garderons bien d'indiquer un seul remède contre le croup. Tout ce que la profession de médecin exige de talents, de ressources imprévues, de connaissances variées, est devenu nécessaire. Nous prions les hommes étrangers à cette science, de se rappeler que le moindre retard est une cause de mort dans une affectionqui marche avec tant de rapidité vers une terminaison fatale.

10.

Les saisons froides et humides, l'action d'un courant d'air frais sur le cou, la poitrine, ou les bras nus, étant des causes qui paraissent prédisposer à la maladie, on devra veiller à ce que les enfants soient placés dans des chambres chaudes et bien spacieuses.

Convulsions. On désigne sous ce nom la contraction et le relâchement alternatifs des muscles qui impriment aux membres ou à tout le corps des secousses plus ou moins rapides. Les enfants, avant d'être pris de ce mal, jettent parfois de petits cris plaintifs, sont agités par intervalle de tressaillements qui les réveillent en sursaut. Pendant le sommeil, les yeux ne sont fermés qu'à moitié, le globe de l'œil est porté vers la paupière supérieure, derrière laquelle la prunelle se cache ; on n'aperçoit que le blanc de l'œil. Ces accidents, que les personnes du monde appellent *convulsions internes*, peuvent exister seuls ; mais le plus souvent, ils s'accompagnent bientôt de convulsions dans les bras ou dans les jambes, de la distorsion de la bouche ; les mâchoires se serrent quelquefois avec tant de force qu'on ne peut plus les ouvrir. Les convulsions prennent par crises ou par accès et reviennent à des époques plus ou moins rapprochées ; quand elles se prolongent quelque temps, et qu'elles produisent une raideur générale, une agitation violente, le danger est très-grand, il réclame de prompts secours. Mais il faut avant tout s'enquérir de la cause qui a pu les déterminer. L'enfant, durant le cours des premières années de sa vie, présente une susceptibilité très-grande du système nerveux, le cerveau jouissant alors d'un surcroît d'activité, réfléchit facilement les moindres sensations douloureuses qui se passent dans le corps; il est aussi en proie à une foule d'affections variées. Dès lors, quand on voit paraître les convulsions, il s'agit de décider si elles tiennent à des maladies du cerveau, qui sont très-fréquentes à cet âge, où si elles ne sont que l'effet de maladies ayant leur siége dans le ventre, la poitrine, la surface cutanée. Les dents et les nerfs passent pour être la cause ordinaire des convulsions; c'est là une fausse idée qui prend sa source dans une mauvaise interprétation des phénomènes. Si, en effet, les convulsions paraissent souvent pendant la première dentition, c'est que c'est précisément à cette époque que les affections du cerveau et des autres organes sont très-communes. Quelques-unes cependant tiennent en effet à cette cause, mais ces cas sont plus rares qu'on ne le croit généralement. Les convulsions sévissent de préférence sur les enfants lymphatiques, rachitiques, qui toussent habituellement, qui sont en proie au carreau, au dévoiement, à la maladie scrofuleuse, à des éruptions cutanées, comme la rougeole, la scarlatine. La misère, le défaut de soins, la malpropreté, l'habitation de lieux humides et obscurs favorisent la production des mouvements convulsifs. L'irritabilité de certains sujets, entretenue par la complaisance maladroite des parents ou des personnes qui en prennent soin, suffit pour occasionner des convulsions qui reparaissent à la moindre contrariété. Une alimentation douce et rafraîchissante chez les sujets irritables ; forte, tonique, chez les scrofuleux et les lymphatiques, le changements d'air pour les enfants des villes, la promenade, les distractions, la cessation des occupations de l'esprit, l'usage des bains tièdes et même des bains froids, si la constitution le permet et s'il n'existe pas d'affection de poitrine, les frictions aromatiques ou avec du vinaigre sur les membres, l'application d'un vésicatoire au bras, tels sont les moyens les plus sûrs de diminuer, sinon de guérir, les convulsions de l'enfance qui ne tiennent pas à une maladie confirmée du cerveau. L'on doit ranger au nombre des affections convulsives la coqueluche, la danse de Saint-Guy. Nous en dirons plus loin quelques mots.

Il faut soustraire à tous les yeux le spectacle d'un mouvement organique violent et convulsif, quelle qu'en soit la nature. On rapporte l'histoire d'un jeune homme qui, vivant habituellement avec un bègue, fut aussi atteint de la même maladie.

Affection scrofuleuse; rachitisme; carreau. L'affection scrofuleuse est véritablement le fléau des nations modernes; elle fait tous les jours de nouveaux ravages, et menace d'atteindre tous les habitants des villes, si les lois de l'hygiène ne sont pas mieux connues et mieux observées. Nous voulons pour notre part concourir à déraciner cette affreuse maladie qui tend à s'introduire dans toutes les constitutions et qui est plus particulière aux jeunes enfants.

Cette affection se manifeste par l'engorgement et la tuméfaction des glandes appelées lymphatiques qui occupent la tête, le pourtour des mâchoires, le cou, les aisselles, les aines, etc. Lorsque l'engorgement porte sur celles du ventre, il en résulte un gonflement considérable dans toute cette partie; on appelle *carreau* cette affection qui n'est souvent qu'une variété de l'affection scrofuleuse.

Les glandes du cou, des mâchoires, forment de grosses tumeurs qui font rougir la peau, se ramollissent et laissent écouler, par une ouverture qui s'établit spontanément à leur sommet, une grande quantité de pus: ces ouvertures sont difficiles à guérir, et laissent après elles une cicatrice enfoncée et souvent indélébile.

D'autres fois, ce n'est plus sur les glandes du ventre ou du cou que porte la maladie, mais sur les os, les ligaments qui les retiennent, et sur les jointures. Il survient alors un gonflement qui fait paraître les articulations et particulièrement celles du coude, du poignet, du genou et du pied plus volumineuses que dans l'état normal : les os se gonflent et perdent leur structure et leur direction naturelles, ils se courbent en différents sens ; les jambes se contournent en cerceaux, deviennent cagneuses, les genoux se touchent, tandis que les jambes s'écartent. Les mêmes désordres peuvent se montrer aux bras et aux avant-bras, à la poitrine ; on dit alors que l'enfant est *noué*. Lorsque l'affection scrofuleuse ramollit les os qui constituent la colonne vertébrale et servent de support à tout le tronc, la taille se déforme ; les bossus, les rachitiques doivent souvent leurs difformités à l'affection scrofuleuse.

Avant d'indiquer les ressources que nous offre l'hygiène pour prévenir les maladies, il convient d'en faire connaître les causes les plus ordinaires. Elles sont du nombre de celles qui se transmettent par voie d'hérédité. Le tempérament lymphathique porté à l'extrême prédispose à la maladie. Il ne faut jamais laisser allaiter un enfant par une nourrice scrofuleuse, bien qu'il ne soit pas démontré que le lait puisse transmettre le mal.

Les causes qui favorisent, peut-être même qui déterminent à elles seules sa production, et qu'il est indispensable d'éloigner, sont les suivantes : A. Le séjour habituel dans un air altéré, pauvre en oxygène, non suffisamment renouvelé, privé de rayons solaires, de fluide électrique. (Humboldt.) C'est dans les villes mal aérées, et dans les quartiers ténébreux où s'entasse une population malheureuse, que l'on voit les scrofules exercer leurs ravages. B. L'air froid et humide, joint à la soustraction du fluide lumineux, est encore une des causes de la maladie. C. L'on doit aussi considérer comme telle l'agglomération des hommes dans un endroit peu spacieux, dans les prisons, les hôpitaux, les maisons étroites dont le plancher est placé au-dessous du sol environnant, comme on le voit dans les campagnes. D. Quelques localités paraissent aussi exercer une influence fâcheuse, mais elle tient sans doute aux causes que nous avons étudiées. Si toute la vallée du Rhône, les gorges profondes du Valais, des Alpes, nous offrent tant de scrofuleux, n'est-ce pas parce que l'air y est humide, non renouvelé, la nourriture malsaine? La privation d'un principe appelé iode joue, dit-on, un grand rôle dans la production de la maladie. E. Certaines professions, celle de tisserand par exemple, qui astreint les hommes qui s'y livrent à vivre dans une atmosphère froide, humide, et non renouvelée. On commence cependant aujourd'hui à comprendre que cette humidité n'est pas nécessaire pour empêcher les fils de casser. F. La malpropreté s'oppose à l'exhalation cutanée et à l'action bienfaisante de l'air sur la peau. G. Les préparations lactées, les substances végétales qui fournissent peu de matériaux nutritifs, la quantité insuffisante des aliments, sont encore des causes dont il faut tenir compte. Les eaux de puits n'ont pas les inconvénients qu'on leur a supposés. Cependant, on a prétendu que la présence d'un sel iodique y était nécessaire pour la conservation de la santé.

Les influences nombreuses que nous venons de signaler étant une fois bien connues, il est facile de s'opposer à leurs fâcheux effets par l'observation des règles de l'hygiène. Allaitement de bonne nature, habitation dans un lieu sec, aéré, élevé au-dessus du sol, éloigné d'eaux croupissantes, recevant les rayons du soleil; propreté, exercice musculaire, promenades, alimentation salubre et abondante, usage de vêtements de laine, frictions irritantes avec la brosse ou la flanelle sur tout le corps, bains froids et sulfureux; voilà quels sont les moyens les plus efficaces de prévenir la maladie. On doit redouter les scrofules chez un enfant, lorsque la peau est d'un blanc de lait, fine, couverte de poils blonds, que les tissus sont mous, les muscles sans énergie; les glandes habituellement engorgées, les exhalations de mucosité fréquentes. Les maladies de la peau, le suintement des oreilles, le dévoiement, les rhumes et les affections de poitrine sont très-communs chez les scrofuleux. Pour faire cesser ce commencement de scrofules, soit qu'elles se portent sur les glandes du cou, du ventre (*carreau*), soit qu'elles amènent le ramollissement et la déviation des os (*rachitisme*), il est utile de prescrire l'usage habituel de boissons amères, de gentiane, de houblon, de trèfle d'eau, de véronique beccabunga, de cochlearia; les sucs de ces mêmes plantes et de cresson, de raifort, de petit centaurée, de feuilles de noyer, de chicorée sauvage; le sirop antiscorbutique, le quinquina, le vin généreux; les bouillons, les sucs de viande, les œufs, doivent être préférés au lait et aux légumes. Les enfants disposés à la scrofule seront couchés sur des feuilles sèches de plantes aromatiques, telles que la sauge, la germandrée, la marjolaine, le thym, le romarin, la mélisse ou la fougère, la paille de maïs, etc. Les enfants, dont les os se courbent sous le poids du corps doivent prendre de l'exercice sur un tapis, sur les plantes indiquées plus haut, ou promenés dans une voiture. Ce serait augmenter la courbure des jambes que de les exercer à la marche, et cependant, il est nécessaire de renouveler l'air autour d'eux.

Des vers intestinaux. Il n'est pas d'opinion plus répandue que celle qui attribue aux vers renfermés dans l'intestin une grande partie des maladies de l'enfance. Voici sur quoi est fondée cette erreur. Passé la première année, presque tous les enfants ont des vers, surtout depuis trois ans jusqu'à dix. Il s'en suit qu'on peut provoquer, presque à coup sûr, l'expulsion d'un ou de plusieurs de ces animaux, en donnant une substance amère ou purgative au premier enfant venu. L'enfant vient-il à succomber? cette terminaison fâcheuse n'étonne plus, puisqu'on croit avoir acquis la certitude que ces animaux étaient la cause de la maladie; et cependant ils sont bien innocents, dans la plupart des cas, du mal dont on les accuse.

Les seuls symptômes que l'on puisse rapporter à leur présence dans l'intestin, sont : les coliques sourdes ou aiguës dans tout le ventre, aux environs du nombril, la sensibilité et le ballonnement du ventre, la diminution ou l'accroissement de l'appétit, un sentiment de constriction à la gorge, des envies de vomir, des vomisse-

ments, de la diarrhée, la pâleur, la couleur plom-
bée du visage, la dilatation des pupilles, la langueur des yeux. On observe aussi, chez les enfants, une démangeaison qui les porte à se frotter
le nez, mais c'est là un signe vague et qui n'a pas
aux yeux du médecine tout l'importance que lui
accordent les gens du monde. Du reste, on ne peut
dire, à coup sûr, qu'un enfant est tourmenté par
les vers que lorsqu'il en rejette plusieurs, et encore ne faut-il pas en conclure que la maladie est
provoquée par eux.

Les vers de l'intestin sont très-fréquents dans
les pays humides, froids et brumeux, dans les
contrées où les habitants se nourrissent surtout
de lait, de fruits ou de légumes. Néanmoins l'action de ces causes n'est pas encore démontrée.
L'usage d'aliments de mauvaise qualité ou privés,
en partie, de principes alibiles expose à la ver-
mination. Aussi les enfants, pauvres mal nourris
et les campagnards en sont-ils plus souvent af-
fectés que d'autres. On croit à tort que les fruits
verts et de mauvaise nature peuvent amener le
développement des vers dans l'intestin, parce
qu'ils en renferment eux-mêmes; c'est une erreur, ils n'agissent qu'à la manière des aliments
de mauvaise qualité. Les enfants dont la peau est
blanche, les cheveux blonds, les tissus mous, qui
sont lymphatiques, sujets à des flux par le nez et

à des troubles digestifs, sont prédisposés à l'affection vermineuse.

On préviendra la formation des vers en faisant habiter aux enfants qui offrent cette constitution, des pays secs et montueux, en leur donnant une bonne nourriture, peu de lait, peu de substances acides. On voit tous les jours des jeunes enfants qui étaient tourmentés par un nombre considérable de vers, en être débarrassés par le seul changement de lieu et de nourriture. On les rencontre très-communément chez ceux qui sont confiés à des nourrices pauvres ou peu soigneuses de leurs nourrissons, qui sont soumis à une alimentation presque exclusivement composée de laitage et de fruits. On se trouvera bien de faire prendre, de temps en temps, tous les mois par exemple aux enfants que l'on croit disposés à l'affection vermineuse, quelques cuillerées à bouche de sirop de chicorée, d'absinthe, d'armoise ou de quinquina, ou un à deux grammes de poudre de mousse de Corse, ou soixante centigrammes à un gramme de *semen contra*. La camomille romaine, la matricaire, la tanaisie, l'absinthe, l'armoise, peuvent être données en poudre à la dose de cinquante à quatre-vingts centigrammes dans des confitures, etc.

Danse de Saint-Guy. Une affection qui attaque les enfants de l'un et de l'autre sexe aux approches de la puberté (15 ans), mais plus souvent les jeunes filles, est la danse de Saint-Guy ou de Saint-Weit. Il faut soustraire aux regards des autres enfants le spectacle de cette maladie. On a vu des sujets dans les salles d'hôpitaux consacrées à son traitement contracter la maladie pour avoir été témoins des mouvements convulsifs auxquels elle donne lieu. Elle se développait ainsi par imitation à Ulm, dans le moyen âge, lorsqu'on y célébrait la fête de saint Weit, et qu'un grand nombre de personnes saines ou malades accouraient de toutes parts pour invoquer l'intercession du saint qui passait alors pour la guérir. Elle consiste dans une agitation continuelle des bras, des jambes, d'un seul côté ou des deux côtés du corps. Le visage est le siége de contorsions et de grimaces singulières; la marche, la préhension des objets, l'action de porter des aliments à la bouche et la parole deviennent difficiles, souvent même impossibles. L'agitation des muscles cesse ordinairement pendant la nuit. Les bains froids, sulfureux, ou par surprise, réussissent dans le traitement de cette affection, qui ne peut guérir sans l'assistance d'un médecin éclairé.

On vient de voir que l'enfant, depuis sa naissance jusqu'à l'âge adulte, est sujet à des maladies qui lui sont particulières. Cependant ce serait une grande erreur que de croire que la dentition, les vers, la rougeole, la scarlatine, la teigne, etc. sont les seules auxquelles il est exposé. On retrouve à cette époque de la vie toutes les affections qui attaquent l'homme durant son existence : mais comme elles n'offrent alors d'intérêt que pour le médecin, il est inutile d'en parler.

CHAPITRE II.

HYGIÈNE DES CRÈCHES.

On donne le nom de crèche à des maisons de charité publique où l'on reçoit et surveille pendant une partie du jour les enfants nouveau-nés que leurs mères allaitent encore ou qui sont déjà sevrés. Le renouvellement de l'air, en même temps une température chaude en hiver, des soins continuels de propreté constituent la partie essentielle de l'hygiène spéciale à ces établissements. Le choix du lait, des bouillies et d'autres aliments qui sont destinés à remplacer le lait maternel doit être dirigé avec un grand discernement; il exige des connaissances médicales auxquelles il n'est pas possible d'initier les gens du monde, lorsque les enfants sont rachitiques ou malades. Dans le cas où leur santé est bonne, la nourriture doit être composée de bouillies claires et récemment préparées avec la fécule, le gruau, le pain bien trempé, la farine de maïs, de pommes de terre. On fait cuire convenablement ces aliments dans le lait ou dans l'eau légèrement sucrée ou salée. L'introduction d'une assez forte proportion de sel, loin d'être nuisible, est, au contraire, salutaire au travail digestif. Les lotions répétées et les petits bains dans l'eau tiède sont deux moyens puissants d'entretenir la santé chez les jeunes enfants. Il serait à souhaiter que l'on pût dans toutes les crèches faire baigner fréquemment et successivement tous les enfants qui y sont reçus. Les jeunes habitants de la crèche sont entourés de personnes auxquelles les sentiments de charité et de philanthropie sont bien autrement nécessaires que les connaissances en hygiène. Les règles générales qui sont tracées dans ce livre et dans l'hygiène des enfants s'appliquent d'ailleurs de la manière la plus complète aux enfants qui sont reçus dans les crèches.

CHAPITRE III.

—

HYGIÈNE DES SALLES D'ASILE.

Les *salles d'asile* sont des institutions de charité et de prévoyance destinées aux enfants de trois à sept ans, et où ceux-ci viennent recevoir les soins et l'éducation physique et morale que ne peuvent leur donner leurs parents contraints par les nécessités de la vie de quitter leurs maisons pendant une grande partie du jour. Le but de cette admirable création est donc de rassembler dans un même lieu de jeunes enfants sur lesquels on exerce une surveillance toute paternelle, auxquels on apprend de bonne heure la propreté, l'ordre, le silence, et que l'on forme graduellement à la vie commune.

Les directeurs des salles d'asile n'ont pas besoin de connaissances médicales, puisqu'un médecin est attaché à chaque établissement de ce genre ; ils doivent même en éloigner les enfants dès qu'ils sont atteints de quelqu'une de ces maladies contagieuses dont il a été question précédemment. Il faut seulement qu'ils possèdent des notions générales d'hygiène et qu'ils sachent les appliquer aux jeunes existences qu'ils sont appelés à surveiller.

L'air contenu dans la salle doit être fréquemment renouvelé en été et même en hiver avec toutes les précautions nécessaires pour que les enfants ne s'enrhument pas. Un thermomètre accroché au mur doit indiquer quinze degrés centigrades au-dessus de zéro. On doit laver souvent à grande eau le carreau et le sécher avant que les enfants ne soient rentrés dans l'école. Quelques aspersions d'eau faiblement chlorurée sont indispensables pendant la chaleur de l'été ou quand le nombre des enfants est considérable. Il ne devrait jamais excéder celui de deux cents, tant à cause de la dimension trop grande que l'on est alors obligé de donner à la salle (plus de 16 mètres de long sur 10 de large) que des difficultés que l'on éprouve à surveiller beaucoup d'enfants et à entretenir la propreté autour d'eux.

Il est de règle de veiller à ce que la tête, les mains, les pieds soient propres, les cheveux très-courts, la tête exempte de toute maladie et entièrement découverte dans la salle d'asile ; que les vêtements soient propres, n'exhalent aucune mauvaise odeur, n'exercent aucune constriction sur le ventre ou la poitrine ; que le cou soit couvert d'une cravate mince, et les pieds de bas de coton ou de fil en été, de laine en hiver. La jambe peut être nue sans le moindre inconvénient en été ; la meilleure chaussure est le sabot pendant les saisons froides et humides, les souliers pendant l'été.

Des exercices et des évolutions de différentes natures sont exigés par les règlements et rendent les plus grands services. Ils ont pour effet salutaire de développer et de fortifier le corps, de le rendre souple et agile, d'exciter l'attention, de faire naître chez les enfants les idées d'ordre, d'harmonie et d'imitation. Il faut exiger sévèrement que, pendant toute la durée des exercices, les enfants aient les deux bras croisés devant la poitrine, afin qu'ils ne contractent aucune mauvaise habitude. Cette situation est d'ailleurs excellente pour la tenue du corps et aussi pour l'accomplissement de la digestion. La prononciation et le chant doivent être cultivés et attentivement surveillés.

On sait que l'appétit est presque continuel chez les jeunes enfants, parce que, à cette époque de la vie, la croissance et l'activité de toutes les fonctions sont portées à un degré extrême. Aussi est-il nécessaire que les enfants mangent souvent, quatre fois par jour, et que leurs aliments soient simples, légers, de facile digestion et en quantité suffisante. La nourriture du pauvre se compose ordinairement de pain en grande proportion, de lait, de légumes, et particulièrement de pommes de terre, de haricots, de fèves, de pois, de carottes, de navets. Ces aliments sont excellents pour la santé, et si l'on a soutenu le contraire, c'est qu'on a cru y trouver la cause de plusieurs maladies qui se déclarent dans le jeune âge. Ce que nous avons dit de la nourriture des enfants de sept à quinze ans nous dispense d'y revenir; ce sont les mêmes règles qui doivent présider à l'alimentation. Seulement, nous devons recommander d'une manière plus spéciale l'usage des soupes maigres ou grasses, aux légumes, au lait, les bouillies de toute espèce; comme boisson alimentaire, l'eau rougie, la petite bière, de l'eau pure, ou la très-faible décoction d'orge mondé, de froment ou d'avoine. Dans la journée les mêmes boissons, et en été quelques-unes de celles que l'on prépare avec la cerise, la groseille, exprimées dans l'eau.

Il serait à désirer que le gouvernement ou la charité publique pussent fournir à chaque salle d'asile les moyens de donner aux enfants, au moins une fois par jour, une bonne soupe, qui serait pour les plus pauvres le meilleur aliment de la journée. Les parents ne peuvent, pour la plupart, mettre dans le panier de leurs enfants

que du pain, du fromage ou un fruit, quelques-
uns de la viande froide ; mais aucune de ces substances ne peut remplacer une soupe chaude,
surtout pendant la saison rigoureuse, et principalement chez les enfants les plus jeunes et les
plus valétudinaires.

HYGIÈNE PUBLIQUE.

CHAPITRE PREMIER.

—

DES MEILLEURS PRÉSERVATIFS DES ÉPIDÉMIES ET DES MALADIES CONTAGIEUSES.

Le fléau désastreux qui a sévi dernièrement sur la France entière et qui poursuit encore maintenant ses ravages dans d'autres contrées (choléra), a prouvé la nécessité de propager parmi tous les hommes la connaissance des meilleurs préservatifs des épidémies. On a compris que ce n'était pas au moment même où elles apparaissent qu'il fallait se prémunir contre elles ; la frayeur, la confusion qui surviennent alors s'opposent aux plus sages mesures que l'autorité est obligée de prendre dans l'intérêt de tous. Il est donc utile de répandre les préceptes généraux qui ont trait aux épidémies, afin que les habitants des villes puissent les mettre immédiatement en pratique, et concourir pour leur part à diminuer le danger qui menace la population entière. C'est d'ailleurs le seul moyen de détruire les opinions erronées que conservent encore beaucoup de gens du monde, qui, remplis d'une confiance superstitieuse dans l'emploi de certains préservatifs, vantés par un charlatanisme éhonté, mettent en oubli les préceptes les plus élémentaires et en même temps les plus efficaces de l'hygiène.

Il faut d'abord savoir que les maladies qui compromettent à chaque instant l'existence de l'homme proviennent de sources très-différentes. Tantôt il reçoit de ses parents le germe de l'affection qui se développe plus ou moins longtemps après sa naissance ; ici la cause est tout entière dans le funeste héritage qu'il a reçu (maladie héréditaire). Tantôt la cause du mal qui le frappe est une violence extérieure, comme un coup, une blessure qui brise ses membres, lui fait une plaie profonde et met sa vie en danger. D'autres fois, elle réside dans l'action nuisible que les agents naturels exercent sur ses organes. Si le corps est en sueur, et si l'air froid ou un courant d'air vient abaisser la température de la peau, il se déclare une pleurésie, une fluxion de poitrine, ou un rhumatisme, etc. ; dans d'autres cas, ce sera la chaleur, le soleil, l'exercice exagéré du cerveau, des muscles, ou de tout autre organe, qui produiront la maladie. La cause et l'effet ne sont ressentis que par un ou plusieurs individus

qui ont été exposés à l'influence limitée, circon-
scrite dont il s'agit. De là est venu le nom de
maladie *sporadique*, qui veut dire dispersée çà et
là, sur un petit nombre.

Épidémie. Dans d'autres circonstances, qui ne
sont malheureusement pas rares, la cause productrice ne se fait pas sentir sur un seul individu ;
tous les hommes d'une même ville, d'une même
contrée sont frappés à la fois ; et alors, on voit sur-
gir ces affections redoutables, qui, à l'exemple
du choléra, prennent leur victime partout, sans
distinction d'âge, de sexe, de profession, de tempérament ; les sujets les plus robustes, aussi bien
que ceux d'une santé frêle et délicate ou valétudinaire tombent sous leurs coups. On appelle
*maladies épidémiques, celles qui sévissent en même
temps sur un très-grand nombre d'individus et
qui se ressemblent toutes entre elles à tel point,
qu'un malade pris au hasard offre le tableau
complet des accidents que l'on observe chez tous
les autres.* L'épidémie est le temps pendant lequel règne une maladie épidémique ; c'est dans
ce sens qu'on dit épidémie de choléra, de rougeole, de croup, etc.

On ne connaît pas la cause première des épidémies. On s'accorde généralement à la placer
dans l'air. Toutefois, l'analyse chimique et les
découvertes modernes les plus capables de la

rendre précise, n'ont montré jusqu'à présent aucune différence entre l'air d'une ville ravagée par une épidémie et celui d'une contrée qui est à l'abri du mal. On a accusé tour à tour les divers éléments de produire les épidémies ; la chaleur, le froid, l'humidité, les comètes, les éclipses, les inondations, les tremblements de terre, les éruptions volcaniques, etc. ; trop souvent, l'esprit inventif et superstitieux des hommes s'est évertué à assigner aux épidémies une origine surnaturelle. L'apparition du choléra en Europe a renouvelé toutes les discussions et enfanté les hypothèses les plus monstrueuses et les plus ridicules sur les causes des maladies épidémiques. Les esprits sages doivent rester dans le doute et se contenter de servir la science par l'observation des faits les plus palpables et les plus positifs. On désigne sous le nom de *constitution épidémique* l'état particulier et inconnu de l'air, sous l'influence duquel la plupart des habitants d'une ville ou d'un pays sont en proie à une affection plus ou moins grave. Les maladies épidémiques les plus fréquentes sont la grippe, les maux de gorge, les fluxions de poitrine, la diarrhée, les dyssenteries, l'érysipèle, le choléra, la suette.

Contagion. Il ne faut pas confondre avec la maladie épidémique la maladie *contagieuse;* celle-ci se transmet, au moyen d'un principe particulier, nommé *contage*, qui passe du corps d'un individu malade dans celui de l'homme sain et lui communique une affection tout à fait identique à celle dont le premier était atteint. La peste, la fièvre jaune, la morve, le charbon, la pustule maligne, le farcin, la rougeole, la scarlatine, la petite vérole, le typhus, la vaccine, la teigne faveuse sont des maladies contagieuses dans le sens rigoureux que nous venons d'assigner à ce mot. La *contagion* est le mode de propagation du principe contagieux. Celui-ci réside dans toutes les humeurs du corps malade, dans le sang, dans les émanations qui s'échappent des voies de la respiration et de la surface de la peau. Il est fixe ou volatil et alors mêlé à l'air il constitue autour du malade une atmosphère dangereuse, dans laquelle les corps vivants ou brutes viennent s'imprégner aisément du principe contagieux, et d'où ils peuvent ensuite le transporter à de grandes distances, sans qu'il s'altère et sans qu'il perde sa puissance d'action.

Tantôt le principe contagieux est un agent inconnu, mais fixe et dissous dans une liqueur, la salive, par exemple ; tel est le principe contagieux de la rage, ou bien il existe dans le sang et dans toutes les humeurs du corps, comme le virus de la morve, du charbon, de la pustule maligne, de la petite vérole. Tantôt en suspension dans le gaz de la respiration, comme l'agent contagieux de la peste, peut-être de la fièvre jaune, du typhus. D'autres fois, ce sont des pellicules nuisibles, comme celles qui se détachent du corps des sujets frappés de petite vérole, de rougeole, de scarlatine; ou bien une matière liquide, purulente, séparée par la peau dans un lieu plus ou moins circonscrit. La vaccine nous offre un exemple très-remarquable d'une maladie contagieuse dont Jenner a utilisé le principe actif pour donner à l'homme une maladie qu'on appelle vaccine et qui le met à l'abri d'une autre affection bien plus grave, qui est la petite vérole.

On ne doit pas considérer comme maladie contagieuse, du moins au même degré et de la même manière, la gale qui est due au développement d'un insecte appelé *sarcopte*. Celui-ci habite sous l'épiderme, et toutes les fois qu'il peut passer par le contact immédiat ou par l'intermédiaire des vêtements, du corps malade dans un corps sain, il y provoque une affection semblable, en s'y reproduisant avec une incroyable fécondité. La gale est donc une maladie due à un parasite qui se loge sur la peau; absolument de la même manière que certains insectes qui habitent le cuir chevelu ou ailleurs, peuvent en passant sur d'autres individus y développer une affection semblable. Ce parasitisme est plus commun encore chez les animaux.

Ainsi, en résumé, une maladie contagieuse peut être transmise : 1° par le contact immédiat ; 2° médiatement par l'air qui lui sert de véhicule, par les marchandises, les vêtements, la literie, les vases ou tout autre corps, enfin par un individu qui étant en bonne santé a touché un malade, ou en a reçu de toute autre manière le contage et qui le communique à un autre individu, sans le contracter lui-même ; voilà les seuls modes de propagation du contage. Les quarantaines sont des établissements destinés à isoler les personnes ou les objets qui viennent des contrées où sévissait une affection contagieuse.

L'infection doit être distinguée de la contagion. Elle se manifeste, quand, d'un foyer de matières animales ou végétales en putréfaction, ou d'une réunion d'hommes sains ou malades, il s'échappe des émanations morbifères qui s'étendent à un nombre plus ou moins considérable d'individus. Elle se reconnaîtra toujours à son point de départ, d'abord circonscrit : c'est tantôt un marais, un champ de bataille, une prison, un hôpital, un port mal entretenu, un vaisseau ; tantôt une maladie épidémique, qui devient le foyer de la contagion, sans que la maladie soit par elle-même contagieuse. *L'infectieux* est le principe ou miasme capable de produire la maladie. L'infection s'accompagne souvent de la contagion ; la peste, la fièvre jaune sont dans ce cas. On conçoit sur-le-champ combien il importe de distinguer les maladies par infection d'avec les épidémies : car, pour arrêter les premières, il suffira d'éteindre le foyer d'infection, et de disséminer les hommes sur différents points ; mais avant d'en agir ainsi, il faut être bien sûr qu'il n'y avait pas de contagion, car les individus porteraient dans tout le pays la maladie qui n'était qu'infectieuse. Il est souvent très-difficile de distinguer les maladies par contagion de celles par infection. Des soldats accablés de misère, de privations de toute sorte, sont assiégés dans une ville ; il se déclare parmi eux une dyssenterie ou un typhus ; la malpropreté, la mauvaise qualité des aliments, la fatigue, en font bientôt des maladies contagieuses. L'isolement que l'on pratique dans les quarantaines, en réunissant beaucoup d'hommes dans un lieu circonscrit, parfois mal aéré ou mal situé, a l'immense inconvénient de constituer des foyers d'infection dangereux pour ceux que l'on y rassemble. Il faut donc être bien sûr que la maladie n'est que contagieuse pour prendre des mesures aussi extrêmes que celles qui sont imposées par le système quarantenaire.

L'épidémie a sa cause dans un état particulier de l'air, qui agit à la fois sur tous les hommes d'un pays. La contagion a sa cause dans un agent spécial, dans un miasme qui peut bien être transporté par l'air, mais qui n'en réside pas moins primitivement dans le corps de l'individu malade qui l'a engendré. L'infection a son origine dans un foyer restreint où sont entassés des hommes, des animaux, leurs détritus ainsi que ceux des végétaux, et qui subissent la fermentation.

Nous avons dit que la cause première des épidémies était inconnue ; il n'en est pas de même des causes secondaires qui en favorisent le développement. Ce sont celles-là que nous allons faire connaître, en indiquant les moyens les plus propres à en neutraliser les fâcheux effets. La *prophylaxie* des épidémies n'a pas d'autre but. Elle doit porter : 1° sur l'air ; 2° l'habitation ; 3° la nourriture ; 4° les exhalaisons ; 5° l'état des organes de l'intelligence et des mouvements.

Air ; sa composition chimique. Les savantes analyses de Volta, de Moscati, celles qui sont beaucoup plus positives encore et que l'on doit à MM. Boussaingault, Dumas, Lewis, etc., n'ont fait découvrir dans l'air atmosphérique aucun principe particulier, ni aucune altération chimique appréciable ; la cause des épidémies échappe donc jusqu'à présent aux analyses des chimistes. Dans le voisinage des marais, des rivières, dans les hôpitaux, on a trouvé une matière blanche floconneuse que l'on a regardée dans ces derniers temps comme un principe carboné dont la présence pourrait bien avoir quelque rapport avec l'apparition des maladies.

Malgré l'ignorance où l'on est de la cause productrice de l'épidémie, on peut affirmer que l'encombrement, l'humidité, l'absence des rayons solaires accroissent son intensité. Les villes situées sur des terrains bas, humides, marécageux, dont les rues sont étroites, privées d'air et de soleil, sont toujours plus maltraitées que d'autres. On sait que le choléra, lors de son invasion, fit de cruels ravages dans les quartiers les plus malsains de Paris. Cependant cette influence est souvent dépassée par la cause même de l'épidémie, qui peut à elle seule, et malgré la salubrité des lieux, y faire de grands ravages.

Chaleur; humidité. La chaleur exerce aussi une grande influence sur l'activité des maladies épidémiques, et sur les contagions et les infections, en excitant dans les matières végétales et animales un mouvement de décomposition qui fournit des gaz très-délétères. C'est ce qu'on voit arriver dans les pays chauds ; dans l'Inde, où les lieux les plus salubres deviennent dangereux lorsque l'humidité règne en même temps que la chaleur, c'est alors que les maladies acquièrent une grande intensité. A la Guadeloupe, par exemple, la mortalité s'accroît à l'approche de la saison des pluies. L'air humide, chaud ou froid, a aussi la funeste propriété de conserver, de transmettre facilement le miasme épidémique ou contagieux et de transporter au loin la cause de la maladie. Les vents chauds et humides servent de véhicules aux miasmes et peuvent donner la fièvre intermittente à de grandes distances du lieu où ils se forment; une montagne, une forêt peuvent en arrêter le cours. Un émir rendit le séjour du Baïran très-salubre, en faisant planter un vaste bois de sapin qui devint ainsi une barrière impénétrable aux miasmes apportés par les vents.

Les rues dont le sol est couvert d'une eau croupissante, fétide, les terrains de certaines villes formées par le dépôt des matières végétales et animales qu'apportent de grands fleuves (Nouvelle-Orléans, Batavia, l'île de Walchren), les terrains marécageux, marneux, les tourbières, les lieux inondés où l'on fait pousser le riz (rizières), pourrir le chanvre, les marais salants qui n'ont pas de cours, doivent être considérés comme des foyers très-actifs où s'alimentent les épidémies. Un fait général et qui domine toute l'hygiène publique, c'est que toutes les fois que la chaleur, l'humidité ou l'eau pure et des matières végétales et animales se trouvent en présence, là il ne tarde pas à s'établir un travail de fermentation qui donne lieu au dégagement de miasmes capables de produire des maladies.

Ces influences fâcheuses doivent se retrouver surtout au sein des villes où les habitants exercent des professions dangereuses, insalubres. Aussi l'autorité a-t-elle eu soin de reléguer, à une certaine distance, les boyauderies, les fabriques de sel ammoniac, de charbon animal, d'amidon, d'adipocire, les chantiers, etc. ; parce que l'odeur fétide qui s'exhale de ces établissements peut être nuisible. Les cimetières et les procédés d'ensevelissement intéressent aussi la santé publique. Il faut éloigner des lieux habités les cadavres dont la putréfaction est la source des maladies les plus dangereuses. Lorsque, en 1789, on exhuma du cimetière des Innocents les morts qui y étaient enterrés, il survint, malgré les précautions qui furent prises, des maladies graves et une grande mortalité dans la ville de Paris.

CHAPITRE II.

TRAITEMENT PRÉVENTIF DES ÉPIDÉMIES.

1° Renouveler souvent l'air de son habitation ; 2° ne pas s'y emprisonner dans le faux espoir que le miasme n'y parviendra pas ; 3° en éloigner toutes les matières végétales et animales , et celles qui proviennent des diverses évacuations ; 4° ne pas entretenir, comme on le fait trop souvent, une chaleur étouffante qui affaiblit le corps et le dispose à la maladie ; 5° enfin, s'environner d'un air sec ; voilà les préceptes auxquels il faut obéir en temps d'épidémie. Faut-il chercher en outre à détruire le miasme ? on a employé dans ce but différents moyens. On allume de grands feux et on y fait brûler des bois aromatiques, du sapin, de la térébenthine, de la poix, du goudron, du genièvre, du benjoin, des plantes odorantes, etc. La plupart de ces substances sont tout au moins inutiles, car elles n'ont pas la propriété d'atteindre le miasme ; elles ne font que masquer les mauvaises odeurs et inspirer une sécurité trompeuse. Nous en dirons autant du camphre, du musc, du sel ammoniac et des sachets aromatiques, ou contenant d'autres substances qui font négliger les règles plus importantes de l'hygiène.

La chimie a découvert un certain nombre de substances dont l'efficacité est beaucoup plus certaine. Elles n'arrêtent pas les épidémies dans leur cours, mais elles peuvent contribuer à l'assainissement. Parmi elles nous placerons les fumigations Guytoniennes, les chlorures de potasse, de soude, de chaux, les vapeurs d'acide nitrique, de soufre, de vinaigre. Pour faire les *fumigations Guytoniennes* ou de chlore, on place dans une capsule deux parties d'oxyde de manganèse, dix de sel commun et dix d'acide sulfurique étendues de quatre parties d'eau. Il se dégage un gaz verdâtre, d'une odeur piquante, qui est le chlore ; il faut avoir soin de ne pas le respirer pur, car il provoque la toux et peut irriter la poitrine ; une petite quantité de ce gaz suffit pour un grand local. La propriété qu'il a de détruire les matières végétales et animales le rend précieux en temps d'épidémie, puisqu'il empêche ces matières d'exercer sur la santé des citoyens une influence fâcheuse. Le chlorure de chaux à l'état solide remplace avantageusement le chlore ; en le plaçant dans un vase à fond plat, il ne laisse dégager le gaz que d'une manière graduelle. Les chlorures liquides de soude (eau de Javelle), de potasse, de chaux, sont utiles pour laver les vêtements, l'intérieur des maisons et surtout les latrines, les escaliers et les linges qui ont servi aux malades; on s'en sert aussi pour désinfecter les matières végétales ou animales putréfiées, et on les empêche ainsi de nuire. Les fumigations d'acide nitrique, que l'on obtient en versant de l'acide sulfurique sur le nitrate de potasse (salpêtre) : le gaz acide sulfureux, qui se forme pendant la combustion du soufre, peuvent servir utilement pour désinfecter les effets qui ont appartenu à des personnes mortes de maladies contagieuses (galeux, pestiférés), pour assainir les amphithéâtres de dissection, les salles d'hôpitaux ou les bâtiments publics; mais il faut avoir soin d'en faire sortir les personnes qui s'y trouvent, car ces vapeurs détermineraient des accidents graves. Le charbon végétal ou animal ayant la propriété d'absorber les gaz fétides doit être employé à la désinfection des eaux gâtées, corrompues ou croupies, des viandes en putréfaction, etc.

Propreté; vêtements. La propreté du corps est un moyen puissant de conserver la santé. La peau est chargée d'exhaler au dehors les matériaux qui ne peuvent plus servir à la nutrition et en sont en quelque sorte le résidu. Il s'opère sur cette vaste surface un départ continuel de lamelles d'épiderme de matières grasses, de sueurs, qui, se mêlant aux poussières et aux détritus de toute espèce apportés par les vêtements et les corps extérieurs, forment un enduit assez épais dont il est nécessaire de débarrasser fréquemment la peau. D'ailleurs, les matières s'altèrent rapidement, produisent une odeur infecte, gênent les fonctions de la peau et même peuvent nuire lorsqu'elles sont résorbées. Les bains tièdes, les lotions avec une eau savonneuse, le renouvellement des parties de l'habillement qui sont en contact avec la peau, leur exposition fréquente à l'air, sont des préservatifs qu'il ne faut pas négliger. Les vêtements doivent être assez chauds pour maintenir le corps à une température égale et le préserver surtout des refroidissements. Il faut prendre garde d'exciter la sueur, comme on le voit faire à tant de gens, qui prétendent se préserver ainsi des atteintes du choléra. Les mêmes précautions devront être observées pendant le sommeil. La laine, le coton absorbent et conservent les miasmes ; on leur préférera les vêtements de toile si la saison le permet. Les vésicatoires, les cautères que certaines personnes établissent en temps d'épidémie n'ont aucun avantage ; ils sont inutiles aux gens robustes, nuisibles aux personnes faibles.

Aliments. La nourriture doit rester la même pour la quantité et la qualité qu'avant l'apparition de l'épidémie; tout changement à cet égard aurait de graves inconvénients. C'est donc à tort que l'on voit des hommes se priver de leurs aliments habituels ou observer un régime sévère, car l'absorption qui se fait alors plus activement les dispose à contracter la maladie, et, d'ailleurs en agissant ainsi, ils affaiblissent la constitution, la mettent hors d'état de résister. D'autres, par un excès contraire, se gorgent d'aliments substantiels, de vins généreux pour se donner des forces ; les indigestions ou la pléthore surviennent et la maladie les frappe. C'est donc seulement aux individus affaiblis par des maladies précédentes, ou valétudinaires, aux vieillards, aux lymphatiques que l'on peut conseiller, dans une certaine mesure, des aliments plus toniques, du vin coupé avec de l'eau, du vin de quinquina et quelques boissons amères. Les hommes pauvres, dont la nourriture est mauvaise et insuffisante, se trouveront bien d'un régime plus substantiel; c'est à la bienfaisance publique à leur fournir les moyens de lutter ainsi plus efficacement contre les épidémies. Presque constamment la mortalité est plus grande dans les classes pauvres de la société. Les hommes habituellement intempérants, et qui vivent à une table trop recherchée, tombent aussi sous les coups des épidémies. La sobriété, qui est une loi absolue de l'hygiène, est encore plus nécessaire dans ces temps désastreux. Le meilleur régime est celui qui permet aux fonctions digestives de s'accomplir régulièrement et facilement; tout ce qui tend à les exciter ou à les ralentir est nuisible.

Fonctions de l'intelligence. Le cerveau exerce une influence continuelle sur les différentes parties du corps. Elle se traduit par des désordres nombreux dans toutes les fonctions, lorsque les passions viennent agiter l'âme; aussi, est-ce surtout pendant le règne des affections épidémiques que le calme et la tranquillité d'esprit sont le plus nécessaires.

La crainte est de toutes les émotions de l'âme la plus redoutable. Tout le monde connaît la vérité de cet adage : qu'un homme qui a peur est à moitié malade. Au contraire, le courage, l'énergie, la piété filiale, l'accomplissement de tous les devoirs que nous imposent l'amitié et la charité, sont de sûrs préservatifs contre les épidémies ; la sérénité de l'esprit, le contentement éloignent ce fléau. Si l'on doutait de la modification heureuse que le courage imprime à toute l'économie, on en trouverait des preuves dans l'espèce d'immunité dont jouissent les médecins, les sœurs de charité et les véritables philanthropes qui échappent le plus souvent aux atteintes du mal, quoiqu'ils y restent continuellement exposés. Les veilles prolongées, le travail de cabinet, les excès vénériens, en un mot, tout ce qui fatigue et affaiblit le système nerveux, ôte à l'homme ses moyens de résistance. Les plaisirs, les spectacles, les bals, les jeux nocturnes, les veilles prolongées, doivent cesser entièrement pour celui qui tient à sa santé.

L'exercice musculaire modéré, l'équitation, la promenade, exercent une salutaire influence sur toutes les fonctions. Ils délassent l'esprit, facilitent la digestion, renouvellent l'air que l'on respire, excitent les fonctions de la peau et procurent une salutaire moiteur. L'exercice porté jusqu'à la fatigue est au contraire très-nuisible. On voit les soldats surmenés par un service pénible, soit dans le grandes villes en temps de paix, soit pendant la guerre ou un siége, contracter plus promptement les maladies contagieuses que les habitants de la ville qu'ils sont chargés de défendre. Il faut tenir compte, il est vrai, de la mauvaise nourriture, de la malpropreté, de la tristesse qui s'empare d'une garnison réduite à la dernière extrémité.

De tout ce qui précède, il résulte manifestement que toute la prophylaxie des épidémies peut

se résumer dans les propositions suivantes :
A. Pureté et renouvellement de l'air ; B. plutôt
sécheresse et froid de l'air, que les qualités in-
verses ; C. insolation ; D. séjour à la campagne
et dans un lieu sec et élevé ; E. vêtements chauds,
propreté, transpiration habituelle facile, liberté
du ventre ; F. usage des aliments dont on se
nourrit ordinairement ; sobriété, nourriture plus
substantielle pour les personnes affaiblies ; G. sérénité de l'esprit, courage ; H. exercice musculaire modéré.

CHAPITRE III.

TRAITEMENT PRÉVENTIF DES MALADIES CONTAGIEUSES. RAGE ; CHARRON ; MORVE.

Il est absolument indispensable de porter à la
connaissance de tous les hommes ce qui est re-
latif aux maladies contagieuses, afin de leur ôter
certaines craintes chimériques, et en même temps
de leur faire envisager le danger auquel les exposent ces maladies. De cette manière, ils appren-
dront à les éviter, à se prémunir contre leurs
atteintes, et enfin à leur opposer des remèdes

prompts et efficaces lorsqu'ils en auront été frappés.

Quelques maladies contagieuses ne peuvent être contractées par l'homme sain que quand il reçoit le principe contagieux sur un point de la peau déchirée, ou privée de la plus mince portion de son épiderme, ou enfin sur les membranes plus fines et plus perméables des yeux, du nez, des lèvres, de la bouche, et de certaines parties du corps également recouvertes d'une peau mince appelée membrane muqueuse. La moindre excoriation à un doigt, à un ongle, est une porte ouverte au principe contagieux qui sera porté sur ce point, et la maladie se développera après un temps variable. Si, au contraire, la peau est intacte, le poison se desséchera à sa surface, ne pénétrera point, et l'homme qui a été ainsi exposé à la contagion se tirera sain et sauf de cette épreuve toujours dangereuse. On appelle *maladies virulentes* celles qui ne se développent qu'à la suite de la pénétration sous l'épiderme d'un agent spécial, insaisissable, qu'on appelle virus, et qui est en dissolution dans le sang, dans la salive, et dans d'autres matières formées par les organes.

La rage est un type de ces maladies virulentes. Son origine est un virus appelé rabique, qui naît spontanément chez le chien et le loup, et qui a pour dissolvant, pour véhicule, la salive de ces animaux. Lorsque cette bave vient à être reçue par la peau déchirée ou amincie par une cause quelconque, l'animal ou l'homme contractent la maladie après un temps qui varie entre trente jours, six mois, un an et plus peut-être. La rage ne naît jamais spontanément chez l'homme, et il n'existe pas d'exemple authentique de rage donnée par un homme à un autre homme, à la suite de morsure ou du contact de la salive empoisonnée. Aussi est-il non-seulement barbare, mais sans utilité pour la sécurité publique, de considérer comme dangereux et de soumettre à des mesures de coercition les malheureux enragés. Il est fort rare qu'ils cherchent à mordre, et il suffit de les surveiller et de les maintenir doucement pour n'avoir rien à redouter de leur cruelle affection.

Pour en prévenir le développement, il faut, sans la moindre hésitation, sans apporter le moindre retard, laver à l'eau tiède ou à l'eau froide la plaie qui vient d'être faite par le chien suspect ou enragé, quels que soient son siége, sa forme et sa profondeur. Pendant le même temps, on fait sortir le sang en pressant les parties, ou en y appliquant un verre à boire de petite ou de grande dimension dans lequel on fait le vide en y projetant quelques gouttes d'eau-de-vie, d'esprit-de-vin, ou un morceau de papier ou de coton que l'on enflamme. On place au-dessus de la plaie, entre elle et le cœur, une ligature qui doit serrer assez fortement les chairs pour gêner la circulation superficielle. Pendant toutes ces opérations préliminaires, indispensables, mais insuffisantes, on fait rougir à blanc un morceau de fer que l'on trouve sous la main, un clou, une clef, une lime, une tenaille, et avec le bout le plus petit on brûle fortement, et sans aucune crainte, les bords de l'ouverture de la plaie. Il ne faut pas avoir peur d'intéresser des organes importants; les suites de la brûlure ne sont jamais dangereuses. Si l'on songe d'ailleurs à la mort horrible et certaine qui menace l'homme mordu par un chien enragé, qui pourrait reculer devant une douleur légère ou la cicatrice un peu difforme que va produire la cautérisation avec le fer rouge? Les plaies les plus insignifiantes, la plus petite écorchure, ne doivent pas échapper à la cautérisation ; elles sont toujours plus dangereuses que la plaie profonde.

Si le traitement extérieur a été ainsi appliqué, on est sûr que la maladie ne pourra pas se développer. Il ne reste plus qu'à rassurer le blessé, qu'à lui faire prendre une infusion aromatique de tilleul, d'eau de fleurs d'oranger, de vulnéraire, ou une cuillerée à café d'eau de mélisse;

de Cologne, dans un verre d'eau chaude, et à attendre sans crainte la guérison des plaies.

Charbon et pustule maligne. L'homme qui par sa profession entre en contact presque continuel avec des animaux vivants (palefreniers, bergers, marchands de bestiaux, bouchers, équarisseurs, etc.), ou qui est contraint de manier la peau, les cornes et les différents organes de ces animaux lorsqu'ils sont morts (mégissiers, peauciers, tanneurs, etc.), en reçoivent parfois le germe de maladies graves. La puce maligne, si fréquente en Beauce et en Bourgogne, se développe lorsque des liquides, provenant d'un animal atteint du charbon, sont déposés sur la peau excoriée d'un homme. Dès qu'on aperçoit un point noir sur les membres, le traitement est le même que pour la rage; il faut détruire avec le fer rouge, ou avec un caustique, que le médecin seul peut manier, la partie mortifiée de la peau.

Morve et farcin. L'homme reçoit encore des animaux deux autres maladies terribles qu'on appelle la morve et le farcin. Elles naissent spontanément chez le cheval et jamais chez l'homme, qui la contracte toujours par contagion. Il n'est plus temps de la combattre quand elle se manifeste par des abcès sur la peau et les membres, ou par la gangrène du nez, de la bouche et le jettage d'une humeur par le nez. Aussi faut-il que les vétérinaires et tous les hommes qui donnent des soins aux chevaux malades s'assurent de la manière la plus certaine qu'ils n'ont aucune écorchure aux mains. Encore vaut-il mieux faire procéder immédiatement à l'abattage de ces animaux. Toutefois, comme malgré la surveillance de l'autorité, les palefreniers pansent encore un assez grand nombre de chevaux morveux ou farcineux, nous leur donnons le conseil de faire cautériser immédiatement les plaies faites par les dents de ces animaux, et toutes celles qui peuvent exister sur les bras et sur les jambes. La morve est une maladie aussi hideuse et aussi sûrement mortelle que la rage.

Morsure des animaux venimeux. Les animaux les plus violemment irrités, tels que le chien, le chat, le cheval, le loup, peuvent faire des blessures cruelles, profondes, mortelles mêmes, parce qu'elles attaquent des organes importants, mais elles ne déterminent jamais la rage. Ces plaies ne doivent donc pas être cautérisées ; leur traitement ne peut être dirigé que par un médecin habile.

La morsure de la vipère produit dans nos climats des accidents qui ont parfois une gravité assez grande. Il faut donc, dès que l'on est mordu par ce reptile, s'opposer d'abord à la pénétration du venin par une ligature placée entre la blessure et le cœur, sucer avec la bouche, ou mieux encore, mettre une ventouse sur la plaie, puis cautériser avec un fer rougi à blanc. On frictionne plus tard la partie malade avec de l'eau-de-vie, de l'ammoniaque liquide, et on administre les mêmes liqueurs que dans le traitement déjà indiqué des animaux enragés, dont il ne diffère en aucune façon.

Les piqûres que l'on se fait avec des instruments imprégnés de liqueurs qui proviennent de chairs gâtées ou pourries, ou de cadavres en putréfaction, doivent être traitées à l'instant même comme des blessures faites par des animaux venimeux; lavage et cautérisation. Il en est de même pour les excoriations des mains chez les personnes qui, par devoir ou par philanthropie, pansent les plaies des malades. Le contact des liqueurs qui en découlent suffit pour développer des accidents formidables quand la peau des mains est dénudée; la cautérisation est encore indispensable en pareille circonstance.

La gale est une maladie contagieuse qui est placée par les gens du monde à côté des autres. Elle en diffère cependant en ce qu'elle est transmise par un insecte presque microscopique qui passe de la peau de l'individu affecté sur la peau de l'individu sain. Pour en prévenir le développement, il n'existe aucun moyen préservatif autre que l'isolement; le contact immédiat, ou celui d'un vêtement ou d'un corps quelconque sur lequel l'insecte de la gale est déposé, suffisent pour communiquer la maladie. La guérison a lieu à l'instant même où l'on parvient à faire périr les insectes sur toute l'étendue de la peau. Cet effet peut-être obtenu en deux ou trois jours au plus par des frictions faites avec une pommade composée de soufre sublimé en poudre très-fine, 2 parties; potasse purifiée, 1 partie; axonge, 8 parties.

Ce sont là les seules maladies contagieuses et virulentes dont nous avions à parler; les autres ne peuvent être étudiées que dans des ouvrages de médecine.

FIN.

TABLE ALPHABÉTIQUE

DES MATIÈRES.

FIN DE LA TABLE.

Paris. — Typ. de Mᵐᵉ Vᵉ Dondey-Dupré, rue Saint-Louis, 46.